U0227052

常见病的治疗与调养丛书

老年常见病的治疗与调养

上海科学技术文献出版社

Shanghai Scientific and Technological Literature Press

大字本

三分治　七分养

图书在版编目(CIP)数据

老年常见病的治疗与调养 / 曲超法编. — 上海：
上海科学技术文献出版社,2018
ISBN 978 - 7 - 5439 - 7654 - 2

Ⅰ.①老… Ⅱ.①曲… Ⅲ.①老年病 - 常见病 - 防治
Ⅳ.①R592

中国版本图书馆 CIP 数据核字(2018)第 125756 号

组稿编辑:张　树
责任编辑:苏密娅

老年常见病的治疗与调养

曲超法　编

*

上海科学技术文献出版社出版发行
(上海市长乐路 746 号　邮政编码 200040)
全国新华书店经销
四川省南方印务有限公司印刷
*

开本 700 × 1000　1/16　印张 17.75　字数 355 000
2018 年 7 月第 1 版　　2018 年 7 月第 1 次印刷
ISBN 978 - 7 - 5439 - 7654 - 2
定价:45.00 元
http://www.sstlp.com

目　录

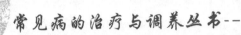

老年常见病的治疗与调养

老年高血压病　39

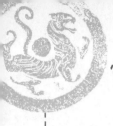

老年糖尿病　83

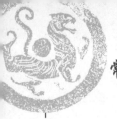

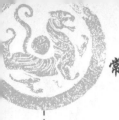

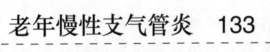

老年慢性支气管炎　133

老年常见病的治疗与调养

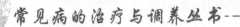
老年常见病的治疗与调养

老年白内障　163

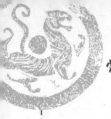

老年常见病的治疗与调养

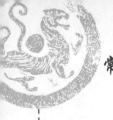

老年骨质疏松症　201

老年前列腺病　219

老年常见病的治疗与调养

老年常见病的治疗与调养

老年女性更年期综合征 243

老年常见病的治疗与调养

老年常见病的治疗与调养

老年心脏病

　　一个成人在安静状态下，心脏每分钟跳动约 70 次，每次泵血 70 毫升，每分钟泵血约为 5 升。儿童的心脏跳动较快，9 个月以内的婴儿，正常心率每分钟可跳 140 次左右。

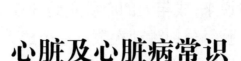

心脏及心脏病常识

心　脏

心脏是怎样一种生理构造

简单地说，心脏是一个中空的器官，主要由心肌构成，内有左心房、左心室、右心房和右心室 4 个腔。左右心房之间和左右心室之间均有间隔隔开，故互不相通，而心房与心室之间有房室口相通。心房与心室之间有瓣膜，瓣膜的主要作用是使血液只能由心房流入心室，而不能倒流。

（1）心脏在人体中的位置。心脏位于人体横膈之上，两肺间而偏左。左右两侧是肺脏，前方是肋骨和胸骨。其下部尖端称为心尖，指向身体的左下方，大致位于左乳头下方 13 厘米处。心脏在胸腔中不是直立的，绝大多数人的心脏都是歪斜着，也有少数人的心脏是横卧着的。

（2）正常心脏的外形。人的心脏如本人的拳头大小，形状与桃子相似，近似前后略扁的倒置圆锥体。心尖朝向左下前方，心底朝向右上后方。以其外形可分前面、后面和侧面，左缘、右缘和下缘。近心底处有横的冠状沟，绕心脏一圈，是心脏外面分隔心房与心室的标志。

（3）成人正常心脏的重量。心脏的重量约为人体总重量的 1/200。一般说来，成年人的心脏重约 300 克。

（4）正常心脏每分钟跳动次数。一个成人在静息状态下，心脏每分钟跳动约 70 次，每次泵血 70 毫升，每分钟泵血约为 5 升。儿童的心脏跳动较快，9 个月以内的婴儿，正常心率每分钟可跳 140 次左右。

心脏是怎样进行血液循环的

血液从心脏被射入到动脉后，然后再分布到身体各部位和器官，再通过静脉流回到心脏。

一旦心脏失去泵血能力人体将会怎么样

血液的流动直接取决于心脏的泵血能力，它可使循环系统内保持足够的压力。如果心脏失去泵血功能，那么动脉血压会迅速下降，使全身各器官供血不足，从而发生功能障碍，直至危及生命。如脑内血液循环停止 3～10 秒，人就会丧失意识；血液循环停止 5～7 分钟，大脑皮质就会出现不可逆转的损伤。

心脏病

什么是心脏病

心脏病是心脏疾病的总称，包括各种类型的心脏疾病。

心脏病就病理而言，主要分先天性心脏病和后天性心脏病。而先天性心脏病和后天性心脏病又分别分为若干类型。

心脏病发生前会出现哪些早期征兆

患心脏病前有些症状可能会先出现，有一些则在"病入膏肓"时才显现出来。因此，对于各种症状，心脏病患者和健康人都应有所了解，这样才可以做到有病治病、无病预防。那么心脏病发生前到底会出现哪些先兆呢？

（1）呼吸困难。心脏病所造成的呼吸困难或气喘，常在运动之后发生，有些较严重的患者则可能在夜间出现此种现象。医学家认为，心脏病气喘发作可能是白天留积在下肢的液体，在夜间因为患者平躺而流到肺部，从而压迫肺部的缘故。一旦出现此种现象，可采用半坐半躺或端坐的姿势减轻症状。

（2）咳嗽与咳血。心脏病所造成的咳嗽，起初都是不带痰的干咳，到后来渐渐会有痰出现，严重的还会带有血丝，称为咳血。但并不只有心脏病才会咳血，其他疾病例如高血压也会出现此种症状。因此，针对咳血，最重要的是查出病因，对症治疗。

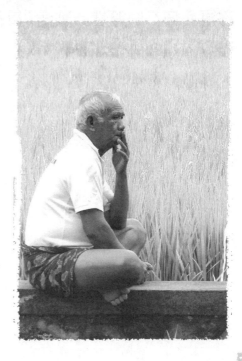

（3）胸前部疼痛。造成胸前部疼痛的原因是冠状动脉性心脏病，即冠状动脉发生阻塞或硬化，以致无法输送足够的血液到心肌，造成心肌缺血

和疼痛。这种疼痛在医学上称为"心绞痛"。

（4）心悸。心悸是心脏搏动的不适感觉，由心动过速、心律失常或高动力性循环所引起。出现心悸的原因有很多，患有心脏病、吸烟喝酒、误服药物等都可能导致心悸。因此，如果发现自己出现心悸现象，最好是去看医生，确切检查。

（5）疲倦无力。疲倦无力在晚上或运动后最为明显，在早晨则不会感觉出来，这是与精神抑郁所造成的疲倦相区别的地方。在心脏疾病中，先天性心脏病和二尖瓣狭窄所造成的倦怠感是最厉害而且最为显著的了。因此，如果心脏病患者感觉倦怠加重，必须格外留意。

老年人易患哪些类型的心脏病

老年人所患心脏病多为后天性，即指人在出生后罹患。根据统计数据，老年人易患冠状动脉粥样硬化性心脏病（简称冠心病）、肺源性心脏病（简称肺心病）、心肌炎、心绞痛、心力衰竭和心肌梗死等。

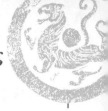

各种类型心脏病及其急救措施

冠心病

什么是冠心病

"冠心病"医学上称之为冠状动脉粥样硬化性心脏病,是指供给心脏营养物质的血管——冠状动脉发生严重粥样硬化或痉挛,使冠状动脉狭窄或阻塞,以及血栓形成造成管腔闭塞,导致心肌缺血、缺氧或梗死的一种心脏病。冠心病是动脉粥样硬化导致器官病变的最常见的类型,也是危害中老年人健康的最严重疾病之一。

冠心病包括哪些类型

(1)隐匿型冠心病。存在冠心病诱发因素,如高血压、超体重、糖尿病等,虽无明显症状,但静息或负荷试验有心电图S—T段压低、T波倒置等心肌缺血的表现。

(2)心绞痛型冠心病。典型发作表现为突然发生胸骨上、中段压榨性、闭胀性或窒息性疼痛,可放射至心前区、左肩及左上肢,历时1~5分钟,休息或含服硝酸甘油片,1~2分钟内症状即可消失。体力劳动、受寒、饮食和精神刺激等为常见的诱因。

（3）心肌梗死型冠心病。疼痛性质和部位类似心绞痛，但疼痛的程度更重、范围较广、持续时间也较长，休息或含服硝酸甘油片不能缓解。常伴有烦躁不安、面色苍白、出冷汗和恐惧等症状。

（4）心力衰竭型冠心病。有心绞痛、心肌梗死病史，心脏逐渐增大，心律失常，最终导致心力衰竭。

（5）猝死型冠心病。突然发病，心脏骤停而突然死亡。患者要注意劳逸结合，必须保持适当的体育锻炼和体力劳动；节制饮食，肥胖者适当减少体重，尽可能少食动物脂肪和高胆固醇类食物；忌吸烟和饮用浓茶，不过多地饮酒；血脂高者要适当治疗，以降低血脂；积极防治高血压及早期动脉硬化。

患冠心病会出现哪些症状

（1）无症状。这种类型的患者没有什么临床症状，只是在做心电图检查时，才发现有异常的改变，因此又称"隐性冠心病"。有些老年人平时看起来很健康，可偶尔一次因为过度劳累或强烈的精神刺激，便突然发病倒地而突然死亡，医学上称为"猝死症"。据医学统计资料表明，虽然各种心脏病均可造成老年人猝死，但其中隐性冠心病在心脏病猝死的病因中占据首位。心绞痛，主要是由于劳累、激动引发心肌暂时缺血而造成心前部或胸骨后剧烈疼痛，感觉呼吸困难、胸口憋闷。主要是冠状动脉狭窄明显，侧支循环差，当心肌耗氧量大于其所能得到的血液供给时，临床上可引起心绞痛的症状。

（2）心肌梗死。由于冠状动脉粥样斑块破溃、出血、水肿和血栓形成，或冠状动脉持久痉挛，使冠状动脉完全堵塞，致使冠状动脉血流中断，使心肌处于长时间严重缺血，导致心肌坏死，引起剧烈的心痛症状，以及心电图和实验室检查的改变。

（3）心肌缺血。某些冠心病患者有时心肌缺血却无心绞痛等症状，可能是因为缺血时间短、程度轻、范围小；也可能与体内的痛觉感受系统、痛觉传导神经系统异常有关。而多支冠状动脉病变，往往由于心肌长期慢性缺血、缺氧，导致心肌弥漫性纤维化、心肌萎缩和心脏扩大等，最终发生慢性心力衰竭或心律失常。

（4）猝死。心脏发病6小时内死亡即定义为猝死。其病因90%以上是冠心病。冠心病猝死的主要原因是心室颤动，少数为心脏停搏、心源性休克、急性左心衰竭或心脏破裂。

诊断冠心病应进行哪些检查

（1）心电图检查。用于发现有无心肌缺血、心律失常，是诊断冠心病的常用方法，包括静息时心电图、心绞痛发作时心电图、心电图负荷试验、心电图连续监测等检查。

（2）放射性核素（ECT）检查。了解梗死范围。

（3）超声心动图检查。了解心室壁的动作、有无室壁瘤、心脏瓣膜活动情况和左心功能。

（4）心肌酶学检查。通过血清门冬氨酸氨基转移酶（AST）、肌酸磷酸激酶（CPK）等了解心肌损伤程度和恢复过程。

（5）冠状动脉造影。目前被称为是诊断冠心病的"金标准"。可明确病变范围、程度,并为选择治疗方法(手术、介入、药物)提供依据,还可评估风险,同时可结合左心室造影确定左心室收缩功能和有无室壁瘤。

冠心病的治疗原则是什么

(1)改善冠脉循环,缓解心肌缺血。

(2)减少和防治冠脉痉挛。

(3)降低高血黏状态。

(4)有高血压者进行降压治疗,使血压保持适宜水平。

(5)对高血脂症给予降血脂治疗。

(6)防止各种诱发因素。

(7)适当保存体力,防止过度劳累。

(8)防止心律失常。

(9)改善饮食结构,少吃高胆固醇食物。

(10)预防心肌梗死及猝死。

冠心病患者为什么应常备急救药盒

临床上,冬季冠心病心绞痛、急性心肌梗死发作的患者大量增加,发病率明显上升。所以冠心病患者在过冬前做些预防工作无疑是必要的,除经常就医检查、坚持服用冠心病的常用药物、适当参加一些体育活动、防寒保暖、防止感冒、积极治疗呼吸系统疾病外,准备一个急救盒也是一个重要措施,特别是对于曾发生过心肌梗死的患者更有必要。

可准备一个干净的盒子或药瓶,大小合适,到医院或药房配一些用于治疗冠心病心绞痛、心肌梗死疗效确切而迅速的急救药品。一般来说,急救盒里最好装有硝酸甘油片、长效硝酸甘油片、双嘧达莫（潘生丁）片、地西泮（安定）片及亚硝酸异戊酯5种药物。它们分别有以下作用：

（1）硝酸甘油片。舌下含服，它是治疗心绞痛的常用药物，能扩张血管，改善心肌内血流分布，使缺血心肌得到血液供应，并能解除冠状动脉痉挛，有益于缩小梗死面积。有效期规定为1年，使用时应参照玻璃管上的日期定期更换。

（2）长效硝酸甘油片。作用同硝酸甘油片，但作用持续时间较长，约6小时，服用后可预防心绞痛的发作。

（3）双嘧达莫（潘生丁）片。能抑制腺素进入血小板，使血小板内环磷酸腺素增高，抑制血小板凝集，对预防冠心病血栓形成有较好的作用，每次至少服用2片，每天服3次。

（4）地西泮（安定）片。一种镇静安定剂，心绞痛时服用，可减轻由此而引起的焦虑不安、睡眠欠佳或心动过速等。

（5）亚硝酸异戊酯。一种速效扩张冠状动脉的药。当严重心绞痛发作时，若含服硝酸甘油片3~5分钟后无效，可立即用手帕包裹1剂小药管，用力捏碎后迅速放到鼻孔处吸入，约半分钟至1分钟见效，可持续3~10分钟。心绞痛经过紧急处理后，症状仍不能减轻者，应立即到附近医院就诊，由医师进一步明确诊断并进行治疗，切不可反复应用急救盒内的药物以免延误病情。须注意的是，要经常更换急救盒内失效的药品，以保急救盒能真正"救急"。

此外，在外面还应注明自己的姓名、住址、电话、所患疾病等。应提请注意的是，药盒不仅平时要带在身边，即使晚上睡觉也应把它放在床边随手可取之处，以防不测；同时，在为急救盒配备药物时，最好有医师的指导。

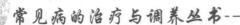

预防冠心病平时要养成哪些习惯

（1）不吸烟。

（2）只少量食用牛油、奶油及各种油腻食物。

（3）将习惯食用的肉类量减少，将食用的肉上脂肪除去，吃烧煮的肉，不要吃油煎或烤制的肉。

（4）每周最多吃3个鸡蛋。

（5）虽可大量吃水果及蔬菜，但要保证营养摄入的均衡。

（6）减少盐的摄入量。摄盐量低可以降低血压，并且降低诱发冠状动脉病的危险。

（7）经常运动。有证据显示，每周做2～3次以上中等强度的有氧运动，可减少患心脏疾病的危险。但突然做剧烈运动会很危险，必须以渐进的方式来开始实行锻炼计划。

（8）通过各种途径来调解生活上的压力。可以培养爱好，或通过某种自己感兴趣运动，来调解日常生活中的紧张情绪。

（9）控制高血压、高胆固醇血症和糖尿病。

（10）定时检查身体并遵照医嘱用药。

肺心病

什么是肺心病

肺心病是肺源性心脏病的简称。该病是由于胸、肺及支气管病变而继发的肺动脉高压，最后导致以右心室肥大为特点的一种心脏病。大多数肺心病是从慢性气管炎并发肺气肿发展而来，少部分与支气管哮喘、肺结核、支气管扩张有关。

但肺源性心脏病不是季节性发作,而是常年存在,尤其是多于冬春季节并发呼吸道感染而导致呼吸衰竭和心力衰竭,病死率较高。

肺心病分哪些类型

肺心病主要分为两大类型,即急性和慢性。

(1)急性肺心病是由于来自静脉系统或右心室的栓子进入肺循环,造成肺动脉主干或其分支的广泛栓塞,同时并发广泛肺细小动脉痉挛,使肺循环受阻、肺动脉压急剧升高而引起右心室扩张和右心衰竭的心脏病。

(2)慢性肺心病是由于肺、胸廓或肺动脉血管慢性病变所导致的肺循环阻力增加、肺动脉高压,进而使右心室肥厚、扩大,甚至发生右心衰竭的心脏病。

患肺心病常有哪些症状

1. 功能代偿期

患者都有慢性咳嗽、咳痰或哮喘病史,逐步出现乏力、呼吸困难。体检时有明显肺气肿表现,包括桶状胸、肺部叩诊呈过度清音、肝浊音上界下降、心浊音界缩小甚至消失。听诊呼吸音低,可有干、湿性啰音,心音轻,有时只能在剑突下处听到。肺动脉区第二音亢进,上腹部剑突下有明显心脏搏动,是病变累及心脏的主要表现。颈静脉可有轻度怒张,但静脉压无明显增高。

2. 功能失代偿期

因肺组织损害严重引起缺氧、二氧化碳潴留,导致呼吸衰竭和(或)心力衰竭。

（1）呼吸衰竭。缺氧早期主要表现为发绀、心悸和胸闷等，病变进一步发展时发生低氧血症和高碳酸血症，可出现各种精神神经障碍症状，称为肺性脑病，表现为头痛、头涨、烦躁不安和语言障碍，并有幻觉、精神错乱、抽搐或震颤等。动脉血氧分压低于 3.3 千帕（25 毫米汞柱）时，动脉血二氧化碳分压超过 9.3 千帕（70 毫米汞柱）时，中枢神经系统症状更为明显，出现神志淡漠、嗜睡，进而昏迷乃至死亡。

（2）心力衰竭。多发生在急性呼吸道感染后，因此常伴有呼吸衰竭，患者出现气喘、心悸、少尿、发绀加重、上腹胀痛、食欲不振、恶心甚至呕吐等右心衰竭症状。体检显示颈静脉怒张、心率增快，心前区可闻及奔马律或有相对性右房室瓣（三尖瓣）关闭不全引起的收缩期杂音（可随病情好转而消失）。可出现各种心律失常，特别是房性心律失常，肝肿大伴压痛，肝颈反液压呈阳性，水肿和腹水，病情严重者可发生休克。

诊断肺源性心脏病应做哪些检查

（1）X 线检查。除肺、胸基础疾病及急性肺部感染的特征外，尚可有肺动脉高压征；右心室增大征。

（2）心电图检查。主要表现有右心室肥大的改变。

（3）心电向量图检查。主要表现为右心房、右心室增大的图形。

（4）超声心动图检查。

（5）肺阻抗血流图及其微分图检查。

（6）血气分析。

（7）血液检查。红细胞及血红蛋白可升高。全血黏度及血浆黏度可增加，红细胞电泳时间常延长；合并感染时，白细胞总数增高,中性粒细胞增加。

(8)其他。肺功能检查对早期或缓解期肺心病患者有意义。痰细菌学检查对急性加重期肺心病有较好的确诊效果,可以指导抗生素的选用。

治疗肺心病要本着哪些原则

1.急性发作期治疗

(1)通畅呼吸道,改善通气功能。消除痰液,止咳祛痰,解除支气管痉挛。

(2)纠正缺氧和消除二氧化碳潴留。

(3)控制心力衰竭。利尿剂:以小剂量、间歇、联合、交替和缓慢使用为原则;强心剂:选择作用快、排泄快的强心剂,宜用小剂量;应用血管扩张剂,来降低血黏度。

(4)纠正心律失常。

(5)纠正酸碱失衡及电解质紊乱。

(6)正确处理消化道出血、休克、肾功能衰竭、弥散性血管内凝血等并发症。

(7)营养支持疗法。

2.缓解期治疗

(1)治疗肺源引发的疾病,如止咳、祛痰、平喘和抗感染等。

(2)提高机体抗病能力,可进行体育锻炼、免疫疗法、扶正固本疗法。

(3)改善肺、心功能,可做隔式呼吸和缩唇呼气。

(4)防治引起急性发作的诱发因素。须预防感冒;及时治疗呼吸道急性感染;戒烟并避免各种烟雾刺激。

3. 慢性期治疗

（1）控制呼吸道感染。

（2）改善肺功能。

（3）控制心力衰竭。轻度水肿者可不用利尿药；中度水肿者可口服氢氯噻嗪（双氢克尿噻）。重度水肿者，应送医院治疗。

4. 恢复期治疗

恢复期时应提高机体抗病能力，改善肺功能，预防感冒的发生。

预防肺心病日常要注意哪些问题

（1）加强锻炼，提高机体抗病能力，积极治疗支气管及肺部疾患，防止感冒。

（2）宜进食高热量、高蛋白质且易消化的食物。有心力衰竭者应控制盐、水的摄入，必须忌烟酒。

（3）生活要有规律，保持心态平和，秋冬季节转换时要注意保暖，避免受风寒。

心绞痛

什么是心绞痛

心绞痛是由冠状动脉供血不足，心肌急剧且短暂的缺血缺氧引起的，以阵发性胸前区压榨闷痛不适为主要表现的临床综合征。该病以 40 岁以上男性为多见，发病原因多为冠状动脉粥样硬化，亦可见于主动脉瓣狭窄或关闭不全、梅毒性主动脉炎和肥厚型心脏病等。

心绞痛分哪些类型

参照世界卫生组织的《缺血性心脏病的命名及诊断标准》的意见,可作如下归类:

1. 自发性心绞痛

其特点为疼痛发生与心肌耗氧量的增加无明显关系,疼痛程度较重,时限较长,不易为含用硝酸甘油片所缓解,包括以下4种类型:

(1)变异型心绞痛:变异型心绞痛的发作与心肌耗氧量的增加无关,主要是由冠状动脉暂时性痉挛和收缩造成一过性心肌缺血所致。

(2)卧位型心绞痛。是指安静平卧位时发生的心绞痛,发作时须立即坐起或站立方可缓解。多发生于夜间熟睡时,亦可发生在午休或白天平卧时。

(3)中间综合征。亦称冠状动脉功能不全。疼痛在休息或睡眠时发生,历时较长,可达30分钟或1小时以上,但无心肌梗死的客观证据,常为心肌梗死的前奏。

(4)梗死后心绞痛。是急性心肌梗死发生后1个月内又出现的心绞痛。由于供血的冠状动脉阻塞,发生心肌梗死,但心肌尚未完全坏死,一部分未坏死的心肌处于严重缺血状态下又发生疼痛,随时有再发生梗死的可能。

2. 劳累性心绞痛

其特点是疼痛由体力劳累、情绪激动或其他足以增加心肌需氧量的情况所诱发,休息或舌下含服硝酸甘油片后迅速缓解。包括以下3种类型:

（1）稳定型心绞痛。是临床上最常见的一种类型。指劳累性心绞痛发作的性质在 1～3 个月内并无改变，即每日和每周疼痛发作次数大致相同，诱发疼痛的劳累和情绪激动程度相同，每次发作疼痛的部位和性质无改变，疼痛持续时间相仿（3～5 分钟），经休息或含服硝酸甘油片后发生疗效。

（2）初发型心绞痛。过去未发生过心绞痛或心肌梗死，初次发生劳累性心绞痛，病程在 1 个月内；或者有过稳定型心绞痛的患者已数月未发，再次发生时间未到 1 个月，也可列入本型。

（3）恶化型心绞痛。原为稳定型心绞痛的患者，在 3 个月内疼痛的频率、程度、时间、诱发因素经常变动，出现进行性恶化，硝酸甘油片用量明显增加。发作时常出现 ST 段明显压低，发作缓解后有时可见 T 波倒置，但无血清酶的升高。

3. 混合型心绞痛

其特点是患者既在心肌需氧量增加时发生心绞痛，亦在心肌需氧量无明显增加而冠状动脉供血减少时发生心绞痛。

心绞痛有哪些症状

典型心绞痛发作是突然发生的位于胸骨体上段或中段之后的压榨性、闷涨性或窒息性疼痛；亦可能波及大部分心前区，可放射至左肩、左上肢前内侧、无名指和小指，偶可伴有濒死的恐惧感觉，往往迫使患者立即停止活动，重者伴随出汗症状。疼痛历时 1～5 分钟，很少超过 15 分钟；休息或含服硝酸甘油片，在 1～2 分钟内（很少超过 5 分钟）疼痛消失。常在身体劳累、情绪激动（发怒、焦急和过度兴奋）、受寒、饱食、吸烟时发生，贫血、心动过速或休克亦可诱发。不典型的心绞痛,疼痛可位于胸骨下段、左心前区或上腹部,放射至颈、下颌、左肩胛部或右前胸,疼痛可很快消除或仅有左前胸不适,有发闷感。

诊断心绞痛应做哪些检查

1.心电图检查

(1)静息心电图。半数以上心电图正常或有非特异性ST-T改变或房室、束支传导阻滞,室性或房性早搏,但不能据此而诊断为冠心病;也可能有陈旧性心肌梗死的改变。

(2)发作时心电图。多数患者出现ST段水平或下斜形下移,发作缓解后恢复;原有T波倒置,发作时变直立;少数心绞痛发作时心电图完全正常,但不能以胸痛发作时心电图完全正常而排除心绞痛诊断。

(3)心电图负荷试验。常用运动负荷试验,增加心脏负担以激发心肌缺血。

(4)动态心电图监测。如从中发现ST-T改变是伴胸痛发作出现,则具有重要诊断价值,也有助于发现无症状性心肌缺血。

2.放射性核素检查

动、静态放射性核素心肌灌注显像:可显示心肌梗死后的瘢痕和心肌缺血范围、大小、部位。腺苷或多巴酚丁胺负荷试验,用于不能运动的患者。

3.放射性核素心室造影

可测定心室射血分数及显示室壁局部运动障碍。

4.冠状动脉造影和心室造影

冠状动脉造影可确定冠状动脉狭窄部位、程度、形态及范围。管腔直径缩小 70%～75% 以上会严重影响供血，50%～70% 者也有一定意义。冠状动脉造影不仅为临床诊断，也为治疗方法的选择、预后判断提供了极其重要的资料。

心绞痛的治疗原则是什么

心绞痛的治疗原则是降低心肌耗氧量，增加心肌供血，改善侧支循环。

对此可采用如下方法：

（1）纠正冠心病易患因素。如治疗高血压、高血脂、糖尿病，戒烟，减轻体重等；对贫血、甲状腺功能亢进、心力衰竭等增加心肌氧耗量的因素也应该加以纠治。

（2）调整生活方式，减轻或避免心肌缺血。心绞痛患者应养成良好的生活习惯，消除各种诱发因素，如避免劳累、情绪激动、饱餐、寒冷和大量吸烟等。

为什么不可用普萘洛尔（心得安）、硝苯地平及硝酸甘油缓解心绞痛

（1）它们是治疗心绞痛或高血压、心律失常的常用药。但普萘洛尔可引起冠状动脉痉挛，所以若普萘洛尔用量过大或久用骤停，可致心绞痛加重，甚至会引起急性心肌梗死。

（2）硝苯地平能使心肌耗氧量增加、冠状动脉灌注压降低。硝苯地平应用要适量，停药时应逐渐减量。

（3）硝酸甘油能使冠状动脉血管收缩、血流减少；硝酸甘油用量亦不宜大，可用可不用时，则不要使用。

预防心绞痛日常要注意哪些问题

积极防治高血压、高血脂等冠心病的危险病因。戒除吸

烟、嗜酒、食高脂食物等不良嗜好，坚持以素食为主，避免饱餐，保持大便通畅。保持心情舒畅，坚持体育锻炼，避免过分激动。家庭常备药有硝酸甘油片、速效救心丸、硝酸异山梨酯（消心痛）等，而硝酸甘油片、速效救心丸要随身带，尤其外出时更要形影不离，并在家中床头、案几等固定而易取的地方摆放。

洗澡时为什么要特别注意出现气短现象

洗澡时发生胸痛的情况，在老年人中最为常见，发生的原因多为冠心病引起的心绞痛。由于休息后症状多半可以缓解，所以很容易被忽视。心绞痛是人体内给心肌供应血液的血管发生病变，导致心肌缺血、缺氧而引起的疼痛。洗澡时身体表面皮肤血管扩张，血液增加，相反此时内脏血流量减少。如果本来心脏已缺血，那么这时的缺血将变得更加严重，从而会出现明显的胸痛，严重时可发生心肌梗死，危及生命。中老年朋友一旦遇到这种情况，必须立刻休息，停止一切活动。患有冠心病的老人，要立即拿一片硝酸甘油片放在舌下含服。如果症状很快缓解，可以稍后到医院就诊。如果症状加重，并伴有烦躁、出汗，应该立即打急救电话，以便得到及时准确的救治。

心力衰竭

什么是心力衰竭

心力衰竭简称心衰。是指心脏不能泵出充分的血以满足身体的需要而引起的症状和体征。许多心脏病，如风湿性心脏病、高血压心脏病、心绞病、先天性心脏病等,均可引起心衰。心外的疾病,如甲状腺功能亢进、贫血等也可引起心力衰竭。

心力衰竭分哪些类型

1. 根据心脏的受损部位分类

（1）左心衰竭。主要是左心室搏出功能障碍,多见于冠状动脉粥样硬化性心脏病（冠心病）、高血压病、主动脉瓣狭窄或关闭不全、左房室瓣（二尖瓣）关闭不全等。

（2）右心衰竭。主要是右心室搏出功能障碍,见于肺心病、右房室瓣（三尖瓣）或肺动脉瓣的疾病,并常继发于左心衰竭。

（3）全心衰竭。左、右心都发生衰竭称为全心衰竭,常见于如下几种情况:

持久的左心衰竭可使右心负荷长期加重而导致右心衰竭。心肌炎、心肌病等病变如发生于全心,亦可引起全心衰竭。

2. 根据发病的速度分类

（1）急性心力衰竭。发病急骤,心输出量急剧减少,机体来不及充分发挥代偿作用。常伴有心源性休克。

（2）慢性心力衰竭。患者长期处于一种持续的心力衰竭状态,并伴有静脉瘀血和水肿。

3. 根据心力衰竭时心输出量的高低分类

（1）低输出量性心力衰竭。常见于冠心病、高血压病、心肌病和心脏瓣膜病等。此种患者在基础状态下心输出量就低于正常。

（2）高输出量性心力衰竭。继发于代谢增高或心脏后负荷降低的疾病,如甲状腺功能亢进症、贫血、维生素 B1 缺乏病(脚气病)和动静脉瘘等。

患心力衰竭有哪些症状

心力衰竭的临床表现与哪侧心室或心房受累有密切关系。左心衰竭的临床特点主要是由于左心房和(或)右心室衰竭引起肺瘀血、肺水肿;而右心衰竭的临床特点是由于右心房和(或)右心室衰竭引起体循环静脉瘀血和水、钠潴留。在发生左心衰竭后,右心也常相继发生功能损害,最终导致全心衰竭。而出现右心衰竭时,左心衰竭症状可有所减轻。

1. 左心室衰竭

(1)呼吸困难,是左心衰竭的最早和最常见的症状。主要由急性或慢性肺瘀血和肺活量减低所引起。轻者仅于较重的体力劳动时发生呼吸困难,休息后很快消失,故称为劳力性呼吸困难。这是劳动促使回心血量增加,在右心功能正常时,更促使肺瘀血加重的缘故。随病情的发展,轻度体力活动即感呼吸困难,严重者休息时也感觉呼吸困难,以致被迫采取半卧位或坐位,称为端坐呼吸(迫坐呼吸)。因坐位可使血液受重力影响,多积聚在低垂部位如肢与腹部,回心血量较平卧时减少,肺瘀血减轻;同时坐位时横膈下降,肺活量增加,使呼吸困难减轻。

(2)阵发性夜间呼吸困难,是左心衰竭的一种表现。患者常在熟睡中憋醒,有窒息感,被迫坐起,咳嗽频繁,出现严重的呼吸困难。轻者坐起后数分钟,症状即告消失;重者发作时可出现发绀、冷汗,肺部可听到哮鸣音,称为心脏性哮喘。严重者可发展成肺水肿,咳大量泡沫状血痰,两肺满布湿性啰音,血压可下降,甚至休克。

（3）咳嗽和咯血，是左心衰竭的常见症状。由肺泡和支气管黏膜瘀血所引起，多与呼吸困难并存，咯血色泡沫样或血样痰。

（4）其他。可有疲乏无力、失眠、心悸等症状。严重脑缺氧时可出现潮氏呼吸、嗜睡、眩晕、意识丧失、抽搐等。

2. 右心室衰竭

（1）上腹部胀满，是右心衰竭较早的症状，常伴有食欲不振、恶心、呕吐及上腹部胀痛等症，此多由肝、脾及胃肠道充血所引起。肝脏充血、肿大并有压痛，急性右心衰竭、肝脏急性瘀血肿大者，上腹胀痛急剧，可被误诊为急腹症。长期慢性肝瘀血缺氧，可引起肝细胞变性、坏死，最终发展为心源性肝硬化，肝功能呈现不正常或出现黄疸。若有右房室瓣（三尖瓣）关闭不全并存，触诊肝脏可感到有扩张性搏动。

（2）颈静脉怒张，是右心衰竭的一个较明显征象。其出现常比皮下水肿或肝肿大早，同时可见舌下、手臂等浅表静脉异常充盈。压迫充血肿大的肝脏时，颈静脉怒张更加明显，此称肝—颈静脉回流征阳性。

（3）水肿。右心衰竭早期，由于体内先有钠水潴留，故在水肿出现前先有体重的增加，体液潴留达5千克以上时才出现水肿。心衰性水肿多先见于下肢，卧床患者腰、背及骶部等低垂部位症状明显，呈凹陷性水肿。重症者可波及全身，下肢水肿多于傍晚出现或加重，休息一夜后可减轻或消失。常伴有夜间尿量的增加，这是因为夜间休息时的回心血量较白天活动时少，心脏尚能泵出静脉回流的血量，心室收缩末期残留血量明显减少，静脉和毛细血管压力的增高均有所减轻，因而水肿减轻或消退。少数患者可有胸腔积液和腹腔积液。胸腔积液可同时见于左、右两侧胸腔，但以右侧较多，其原因不甚明了。由于壁层胸膜静脉回流至腔静脉，脏层胸膜静脉回流至肺静脉，因而胸腔积液多见于全心衰竭者。腹水则大多发生于晚期，多由心源性肝硬化所引起。

（4）发绀。右心衰竭者多有不同程度的发绀，最早见于指端、口唇和耳郭，较左心衰竭者明显。其原因除血液中血红蛋白在肺部氧合不全外，常与因血流缓慢，组织从毛细血管中摄取较多的氧而使血液中还原血红蛋白增加有关（周围型发绀）。严重贫血者紫绀可能不明显。

（5）神经系统症状。可有神经过敏、失眠、嗜睡等症状。重者可发生精神错乱，这可能由脑瘀血，缺氧或电解质紊乱等原因引起。

3. 全心衰竭

可同时存在左、右心衰竭的临床表现，也可以是左或右心衰竭的临床表现为主。

确诊心力衰竭应做哪些检查

（1）X线检查。对判断原有的心脏病、心力衰竭的早期诊断及其严重程度，都具有重要意义。

（2）心电图检查。可以检查是否有心律失常、心肌肥厚、心肌劳损等。

（3）心脏超声检查。可以更直观、更具体地反映心脏功能及心脏结构。

（4）化验室检查。可检查出水、电解质紊乱及酸碱平衡失调。如：低钾血症、代谢性酸中毒等以及心钠素的血浆浓度增高。

（5）尿常规检查。可查是否有轻度氮质血症。

心力衰竭的治疗原则是什么

（1）应积极有效地控制感染，保持呼吸道通畅，鼓励患者咯痰。

（2）重视稳定期的康复治疗。康复治疗的目的是稳定患者情绪，逆转患者的心理和心理病理状态，并尽可能提高心肺功能和生活质量。对患者及其家庭成员进行有关的卫生常识教育和医护指导，以调动战胜疾病的主动精神。

（3）家庭氧疗。每天吸氧至少 1.5 小时以上，并长期坚持。这不仅能降低肺动脉压力，增加心排血量，缓解症状，增强体质，改善预后，还可使增厚的肺血管改变逆转。

（4）预防感冒、及时控制肺部感染。应及时选用对细菌比较敏感的抗生素进行治疗。

（5）改善心肺功能。常用的药物有肾上腺能受体激动药和茶碱类药物，部分患者可试用皮质激素。其他可采取气功疗法、呼吸治疗及物理治疗等。

预防心力衰竭平时要注意哪些问题

（1）积极治疗原发性心脏病，如严格控制高血压、心绞痛。尤其老年人急性心肌梗死时，心力衰竭的发病率是很高的。

（2）祛除各种易导致心衰的诱因，如对感染、过劳、情绪激动、心律失常、贫血等须严加防范。

（3）老年心脏病患者，饮食要高营养、易消化、低盐、少食多餐，生活要规律，忌烟酒。

（4）老年人应学习一些自我保健的常识，了解心力衰竭早期的一些临床表现，以便及时就医，明确诊断，及时治疗。如劳力后出现心慌气短、夜间憋醒、阵发性咳嗽、呼吸困难、原因不明的下肢水肿等，均可能是早期心力衰竭的症状。

心力衰竭患者日常生活中要注意什么

（1）保持起居有规律。做好心理调节，提高自控能力。首先要树立战胜疾病的信心和勇气。同样患心功能不全，但患者情绪不同，结果则显著不同。如果情绪沉闷，精神压力过大，可增加心脏负担，加重心功能不全。

（2）强调动静结合。"动"是指运动，根据心脏功能情况，适当活动和锻炼。"静"指休息，合理安排作息时间，坚持每天午休 1 小时左右。患者在医师的指导下进行适当的活动，一方面可避免形成褥疮和静脉血栓，另一方面可以提高心功能储备力，增强抗病能力，减少感染（感染是诱发心功能不全的主要病因之一）。在运动时，患者应掌握"度"，以活动时不感到疲乏、最高心率每分钟不超过 120 次为度。如心功能为 I 级的患者，可以慢跑、打太极拳、做操；心功能为 II ～ III 级的患者，可以到室外平地散步，做些力所能及的活动。

（3）保持室内温度相对恒定。冬季最好在 20℃左右；夏季使用电扇时应避免直接吹风，使用空调时要注意室内外温差不宜过大。

（4）做到室内通风。冬季室内每日至少通风两次，每次半小时，但要注意患者能自身保暖，避免空气对流时引起感冒。

（5）预防呼吸道感染。呼吸道感染可诱发心功能不全，外出时应根据季节增减衣服，同时要注意口腔卫生。

（6）保持大便的通畅。避免便秘时过度用力。要注意加强室内保暖措施，减少发作诱因，防止上呼吸道感染。

（7）患者和家属平时要掌握心力衰竭的症状。心脏病的重要特点是病情变化快，且容易引发并发症导致突然死亡，故必须严密观察病情。如出现急性心力衰竭症状——突然呼吸困难，不能平卧；或出现急性肺水肿症状——气急、发绀、咳粉红色泡沫状痰、两肺布满湿性啰音，应及时送医院抢救。家属应学会识别上述症状。

（8）气急明显者，应常备袋装氧气，以便应急时使用。

（9）遇高温天气要特别小心犯病。

进入高温天气，心脏病患者更会面临突然心衰的可能。高温时，由于心排血量明显下降，各脏器的供氧能力明显减低，易引发心衰。患者最初可表现为活动后气短；此后随着病情的加重，对活动的耐受力也越来越差；到晚期，只能卧床休息。此外，患者还可能出现易疲劳、食欲减退等症状。为此医师提醒，进入高温天气一定要注意养"心"。

心肌梗死

什么是心肌梗死

心肌梗死是指冠状动脉闭塞，血流中断，使部分心肌严重持久性缺血而发生局部坏死。病因主要是冠状动脉粥样硬化并发血管腔内血栓形成，出血或动脉持续性痉挛，使管腔完全闭塞，血流中断。临床表现是有较久的剧烈胸骨后疼痛、心肌酶活力增高及进行性心电图变化。

心肌梗死分哪些类型

按照心肌梗死发生机制的不同,可将其分为以下几类:

(1)自发性心肌梗死。与由于原发的冠状动脉事件如斑块破裂而引起的心肌缺血相关。

(2)继发性心肌梗死。心肌梗死是继发于心肌供氧和耗氧不平衡所导致的心肌缺血,如冠状动脉痉挛、贫血、冠状动脉栓塞、心律失常或低血压。

(3)心脏性猝死。有心肌缺血的症状和新出现的ST段抬高或新的左束支传导阻滞(LBBB),在未及采集血样之前就死亡。

心肌梗死有哪些症状

急性心肌梗死最常见、最突出的症状是胸痛。胸痛的性质和部位与以往的心绞痛相似(也有过去没有心绞痛史的),但程度要严重得多,持续时间也更长,甚至达到数小时至数天。疼痛往往难以忍受,以至冷汗津津、烦躁不安。舌下含服硝酸甘油片往往无效,需要注射麻醉性镇痛剂如吗啡、哌替啶(度冷丁)等才能使疼痛减轻。

除疼痛外,约 1/3 的患者有恶心、呕吐、腹胀等消化系统症状,还有的患者则头痛、心慌、出汗、无力、呼吸困难、面色苍白甚至晕厥。当出现严重并发症时,则出现相应的临床症状,如急性肺气肿。

诊断心肌梗死须做哪些检查

(1)心电图检查。典型的心肌梗死的特征性心电图改变是在起病数小时出现高尖 T 波;数小时后,ST 呈弓背向上抬高，与 T 波形成单向曲线；1~2 日内出现病理性 Q 波，70%~80%Q 波永存；2 周内 ST 段渐回到等电位，T 波平坦或倒置；3 周倒置最深，有时呈冠状 T 波；数月或数年渐恢复，也可永久存在。根据心电图改变的导联可判断梗死的部位。

（2）血清心肌酶检测。含量增高，包括肌酸磷酸激酶及其同工酶，乳酸脱氢酶及血清门冬氨酸氨基转移酶。白细胞在起病后可增至 $(1~2) \times 10^6$/升（1 万~2 万个/立方毫米），血沉增快可持续 1~3 周。

（3）放射性核素检查。利用坏死心肌血供断绝以至 201Tl（铊 –201）不能进入心肌细胞的特点，静注 201Tl（铊 –201）进行热点扫描或照相，可显示心肌梗死的部位和范围。

心肌梗死的治疗原则是什么

（1）预防冠心病。

（2）及时而积极地治疗先兆症状。先兆症状的出现可能为心肌梗死濒临的表现。如果此时立即住院及时而积极地按治疗心肌梗死的措施处理，可减少这些患者发生心肌梗死的机会。

对心肌梗死急性期的治疗。在此期间，应保护和维持心脏功能，挽救濒死的心肌，防止梗死扩大，缩小心肌缺血范围，及时处理各种并发症。尽量使患者不但能渡过急性期危险关口，而且康复后还能保有较多有功能的心肌，维持较有效的生活。

预防心肌梗死的发生平时要注意哪些问题

有了冠心病心绞痛或者冠心病危险因素的人，要尽力预

防心肌梗死的发生,在日常生活中要注意以下几点:

（1）洗澡要特别当心。不要在饱餐或饥饿的情况下洗澡。水温最好与体温相当,水温太热可使皮肤血管明显扩张,大量血液流向体表,可造成心脑缺血。洗澡时间不宜过长,洗澡间闷热且不通风,在这样环境中人的代谢水平较高,极易缺氧、疲劳,老年冠心病患者更是如此,应尤为注意。冠心病程度较严重的患者洗澡时,应在他人帮助下进行。

（2）气候变化时要当心。在严寒或强冷空气影响下,冠状动脉可发生痉挛并继发血栓而引起急性心肌梗死。气候急剧变化、气压低时,冠心病患者会感到明显的不适。国内资料表明,持续低温、大风、阴雨天气是急性心肌梗死的诱因之一。所以每当气候恶劣时,冠心病患者要注意保暖或适当加服硝酸甘油类扩冠药物进行保护。

（3）绝对不能搬抬过重物品。搬抬重物时必然弯腰屏气,这对呼吸、循环系统的影响与用力屏气大便造成的影响类似,是患者诱发心肌梗死的常见原因。

（4）精神要放松,愉快生活,对任何事情都要做到泰然处之。

（5）中老年人在保持情绪稳定、适当参加体育锻炼、注意防寒保暖等综合性防治措施的同时,还应切实注意心肌梗死的以下早期表现:曾有过心绞痛发作,近期发作频繁,疼痛程度加重,难以缓解;静息状态下心绞痛发作,舌下含服硝酸甘油片等冠状动脉扩张剂不能缓解,特别是伴有大汗淋漓、四肢发凉,甚至有窒息或濒死感觉者,更应高度警惕急性心肌梗死。还有一种值得注意的情况,即"无痛性心肌梗死",具体表现为老年人突然憋气、嘴唇发绀、剧烈咳嗽、咳出粉红色泡沫痰和不能平卧等症状。对这种不明原因的心力衰竭，亦应高度警惕急性心肌梗死。凡出现上述情况者，应及时护送至附近医院救治，切莫贻误时机。

心脏患者手术后注意事项

患者心脏手术后要注意哪些问题

（1）保持乐观情绪，术后早期起床活动应避免劳累。

（2）按医嘱服用地高辛和利尿剂等药物。

（3）进食不宜吃饱，不宜吃过咸的食物。

（4）定期复查，如有胸闷、下肢水肿加重，须到医院复诊。

（5）避免感冒咳嗽，以免加重心脏负担。

（6）风湿性心脏病患者，做左房室瓣（二尖瓣）分离术后要防止咽部或扁桃体发炎，以防降低手术效果。

患者心脏手术后怎样进行康复活动

心脏病患者手术后最常用的康复方法是运动疗法，即通过运动来改善患者的精神和恢复器官的功能。下面对运动疗法及其训练作简单介绍。适当运动对心脏手术后患者心肺功能恢复有重要意义。运动训练的基本内容包括：

（1）关节运动。关节运动原则上要从近位关节到远位关节，但由于上肢运动对胸部切口影响大，所以患者要从下肢远端开始活动。活动时要慢慢进行，动作不宜过大。术后第2天，若病情稳定可在护士指导下开始活动，活动量以不感到疲劳为度。手或下肢输液时不宜做关节活动。

（2）呼吸运动。脱离呼吸机后，为预防肺内感染和肺不张，要进行适当的呼吸运动和咯痰训练。运动方法为深呼吸、吹气球、呼吸训练器及软垫按压刀口协助咯痰等，有条件者还可穿弹性背心，保护刀口。

（3）生活能力训练。术后病情稳定时，患者可在床上坐起，自己练习吃饭、喝水、洗脸、刷牙、穿脱衣裤等运动。恢复期患者可进行下地步行活动，步行训练的顺序是：坐位、站位、扶床移动、独立移步、室内走动。患者出院后还应继续做上述动作。运动幅度和运动量可逐渐增加，如步行训练可由慢步逛街逐步过渡到上楼梯、快步行走。幼儿心脏手术刀口愈合后，还要练习扩臂，防止"鸡胸"。

哪些患者手术后不宜活动

（1）严重心肺功能不全；

（2）术后发热、贫血；

（3）安静时心率超过 100 次 / 分者；

（4）锻炼出现呼吸困难、晕眩、胸痛或发绀；

（5）运动时心率超过 135 ～ 140 次 / 分。

各种心脏病的急救措施

如何抢救突发性心脏患者

如发现有人胸前发生压迫样疼痛并可能放射到双臂颈及下颌；心跳不规则、呼吸困难；焦虑恐惧；眩晕；恶心呕吐；大汗；口、唇、甲苍白或发绀；皮肤苍白青紫及意识丧失等，就可初步确认是心脏病发作，此时应立即拨打急救电话；同时采取急救措施。具体步骤是：

（1）检查呼吸。如果患者没有呼吸脉搏及心跳，应开始心肺复苏。

（2）保持患者镇静、舒适，解开颈、胸、腰部比较紧的衣服。如果患者神志丧失，应把他摆成恢复性体位（支撑患者的头部并使其处于腹卧位，将靠近你这一侧的上臂及膝关节屈曲，轻轻地将头部后仰以保证呼吸道的通畅）。

（3）保持患者温暖，必要时可用毛毯或衣物覆盖其身体。用凉的湿毛巾敷在其前额上。注意：不要摇晃患者或用冰水泼患者以试图弄醒他。不要让他进食及喝水。

（4）持续监测其呼吸及脉搏，必要时开始心肺复苏。

心脏骤停患者应采取哪些急救措施

如果出现了心脏骤停，此时去请医生已经来不及了，往往会在几分钟之内夺去人的性命。因此，护理人员或家属应当掌握一些急救知识，这对自己和他人都有好处。

（1）拳击前心区。立即用拳捶击患者的心前区5～6次，心搏有望恢复。捶击要果断、迅速、有力，才能达到效果。

（2）胸外心脏挤压。如果捶击的方法不能奏效，可采用胸外心脏挤压法。操作者用手掌根部按放在患者胸骨中下1/3之间处，有节奏地每次挤压胸骨约3厘米，每分钟70～80次，注意手掌根部不能离开胸壁，切忌压在剑突或肋骨上。挤压应就地进行，以争取时间。如果患者睡的是软床，可一边在软床上做，一边叫人取一块硬木板垫在患者背下，再继续作挤压；或迅速把患者抬到地上作心脏挤压。若挤压1分钟仍未见效，立即在静脉内或心脏内注射肾上腺素1毫克。心脏内注射部位，一般在第4肋骨间隙靠近胸骨左缘处（必须见有回血方可注药，以免注入心肌中），再继续挤压。

怎样做口对口的人工呼吸

如果患者呼吸中断或时有时无，应立即做口对口吹气。先解开衣领，一手托起患者颈部，使头后仰，呼吸道通畅。吹气时，用另一只手捏紧患者鼻孔，口唇与口唇之间必须紧密接触，以防漏气。每挤压心脏5次，吹气1次。如当时只有一人在场，则挤压心脏10~15次，再较快地连续吹气2次。

对突发心绞痛患者怎样急救

当胸部似被绳子捆紧样地难受时，可能是心绞痛。症状初发时，首先要保持安静。若痛感持续10分钟仍不缓解时，要立即叫救护车，同时采取以下做法：

（1）先解松领带、皮带、纽扣等。

（2）让患者坐下，等待阵痛过去。

（3）保持室内空气流通，温度适当，并安抚病人，使其精神稳定下来。

再次复发时，应服常备药：

（1）将医师配给的硝酸甘油片含在舌头下面，勿要吞服，3~4分钟起效。

（2）若服药无效，要怀疑心肌梗死可能，马上叫救护车送医院。

心绞痛患者随身常备解痉药物是十分重要的。

心肌梗死突然发作怎么办

发现有人胸骨后或心前区突然出现持续性疼痛,同时患者有全身抽搐、意识模糊、呕吐、休克等症状,那就是心肌梗死病人。此时应采取以下做法:

(1)密切注视生命体征情况的同时,立即叫救护车。

(2)松解衣服,让患者保持半坐位或患者感到最舒服的体位,并保持绝对安静。

(3)让患者先含硝酸甘油片(如果是心绞痛发作,5分钟之内可缓解)。

剧烈疼痛如果持续,并放射到左腕、左手背部,脸色苍白,脉搏紊乱,此时是非常危险的。

可以选择以下姿势中的某一种(以患者感到最舒服为准)保持着等候救护车的到来。

(1)有桌子的话,可让患者伏在桌子,两手当枕,垫在头下。

(2)叠高被子,让患者背靠,让头部也倚在被子上。

(3)垫好枕头,让患者仰卧,并适度垫高脚跟。

由于心肌梗死的死亡率非常高,所以必须送冠心病监护病房(CCU)或重症监护室(ICU)病房抢救。有多次发作,口含硝酸甘油片会有所缓解,若含服硝酸甘油片无效或者比较肯定地是心肌梗死时,应1分钟也不能耽误,立即送有条件的医院进行抢救。

突发冠心病患者要采取哪些急救措施

(1)如果一个冠心病患者在家中突然出现心前区疼痛、胸闷、气短、心绞痛发作,则应立即使之平卧,舌下含服硝酸甘油片,如果1片不解决问题,可再含服一片。如果症状已缓解,仍须平卧1小时方可下床。

（2）如果患者病情严重,胸痛不解,而且出现面色苍白、大汗淋漓,这可能不是一般的心绞痛发作,恐怕是发生心肌梗死了。此时就要将亚硝酸异戊酯用手帕包好,将其折断,移近患者鼻部2.5厘米左右,吸入气体。如果患者情绪紧张,可给其口服1片地西泮（安定）。另一方面要立即和急救中心联系,切不可随意搬动患者,如果距医院较近可用担架或床板将其抬去。

（3）如果患者在心绞痛时又有心动过速出现,可在含服硝酸甘油片的基础上加服1~2片乳酸心可定片。

肺心病患者在家急性发作怎么办

（1）控制呼吸道感染（选择有效的抗菌药物）。

（2）卧床休息,取半卧位或端坐位,双下肢下垂。

（3）选择高热量、多维生素及易消化食物。

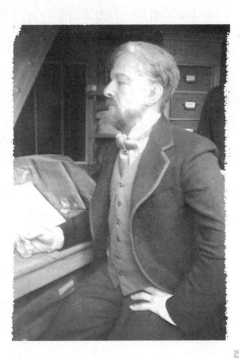

（4）烦躁不安时可口服或肌注地西泮剂10毫克。

（5）休克患者应取平卧位,头稍低,注意保暖,保持呼吸道通畅。

（6）经上述紧急处理后速送医院抢救。

对心力衰竭患者应采取什么样的急救措施

首先要让患者冷静下来,以减少恐惧躁动。其后有条件者马上吸氧(急性肺水肿时吸氧可通过 75% 乙醇溶液),松开领扣、裤带。让患者取坐位,两下肢随床沿下垂,必要时可用胶带轮流结扎四肢,每一肢体结扎 5 分钟,然后放松 5 分钟,以减少回心血量,减轻心脏负担。

口服氨茶碱、氢氯噻嗪(双氢克尿噻)各 2 片,限制饮水量,同时立即送患者去医院救治。

对突发心肌梗死患者应采取哪些急救措施

(1)发作时立即休息,停止一切活动,有条件者可平卧休息,以减少机体的耗氧。

(2)保持镇静。过度的紧张、兴奋刺激交感神经,会使血压升高,心跳加快,增加心脏的负担。

(3)如果身边有治疗心绞痛的药物,尽快服用。亚硝酸异戊酯的作用最快,10～15 秒开始起作用,数分钟后作用消失。此药为极易汽化的液体,盛于小瓶内,每瓶 0.2 毫升,用时以手帕包裹敲碎,立即置于鼻部吸入。由于此药的携带和使用不便,已少应用。其次,可舌下含服硝酸甘油片,该药吸收迅速,1～2 分钟起效,可持续 30 分钟,如 5 分钟后无效可再次含服。由于这一类药物的主要作用是扩张血管,除了扩张冠状动脉,也扩张其他血管,应注意预防低血压的发生,患者最好能平卧。同时可服用中药,如复方丹参滴丸、速效救心丸等,这些药有活血化瘀、宣阳通痹等功效,从而缓解症状。

(4)立刻通过急救电话如"120"与当地急救中心联系,就近就医,不要盲目地搬动患者,以免病情加重。

老年高血压病

患上高血压后，通常会出现头晕、头痛、烦躁、肢体麻木、记忆力减退等症状。

血压及高血压病常识

什么是血压、收缩压和舒张压

血压是指血液在血管内流动时，对血管内壁产生的侧压力。血压高低是以血压计在肱动脉上测得的数值表示，以毫米汞柱（mmHg）或千帕斯卡（kPa）为单位。

平时说的血压包含收缩压和舒张压两个指标。收缩压是指心脏在收缩时，血液对血管内壁的侧压力；舒张压是指心脏在舒张时，血液对血管内壁的侧压力。医师通常以 120/80 毫米汞柱的形式来记录血压，它表示收缩压为 120 毫米汞柱，舒张压为 80 毫米汞柱。如果按国际单位"千帕"，其换算方法为：1 毫米汞柱 =0.133 千帕，那么，120/80 毫米汞柱相当于 16/10.6 千帕。

血压在多少时才算高血压

世界卫生组织提出：正常血压标准为成人的收缩压小于或等于 140 毫米汞柱，舒张压小于或等于 90 毫米汞柱。如果成人收缩压大于或等于 160 毫米汞柱，舒张压大于或等于 95

毫米汞柱,则为高血压;收缩压在 141～159 毫米汞柱范围内,舒张压在 91～94 毫米汞柱范围内,即为临界高血压。医师在诊断时,必须多次测量血压,至少有连续两次舒张压在 90 毫米汞柱以上才能确诊为高血压。

在医学上,通常将高血压分为原发性和继发性两大类。原发性高血压是以动脉血压升高,尤其是舒张压持续升高为特点的全身性、慢性血管疾病,这种类型占高血压患者总数的 95% 以上。如果血压升高是某些疾病的临床表现,本身有明确而独立的病因,则称为继发性高血压,又叫症状性高血压。

患上高血压通常会出现哪些症状

患上高血压后,通常会出现头晕、头痛、烦躁、肢体麻木、记忆力减退等症状。

高血压引起的头晕症状是怎样的

头晕为高血压最常见的症状,有些是短期性的,常在突然下蹲或起立时出现;有些是持续性的,患者常常因头部持续性的沉闷不适感而感到痛苦,严重者会妨碍思考、影响工作。

高血压引起的头痛症状是怎样的

头痛也是高血压常见的症状,多为持续性钝痛或搏动性胀痛,有时甚至出现剧痛。常在早晨睡醒时发生,起床活动或饭后逐渐减轻。疼痛部位多在后脑勺和太阳穴等部位。

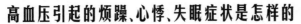

高血压引起的烦躁、心悸、失眠症状是怎样的

高血压患者性情多较急躁、遇事敏感、易激动。心悸、失眠等症状也比较常见，失眠多为入睡困难或早醒、睡眠不实、多噩梦、易惊醒。这与大脑皮质功能紊乱及自主神经功能失调有关。

高血压引起的注意力不集中，记忆力减退表现是什么

以上症状早期并不明显，但随着病情的发展会逐渐加重，具体表现为注意力容易分散，经常忘记近期的事情，而对过去的事却记得很清楚。

高血压引起的肢体麻木的症状是怎样的

肢体麻木常见为手指、脚趾麻木，皮肤有蚁行感，颈背肌肉紧张酸痛。一般经过治疗后可以好转，但若肢体麻木比较严重，持续时间长，而且固定出现于某一部位，并伴有四肢乏力、抽筋、跳痛时，应及时到医院就诊。

高血压对人体可造成哪些后果

（1）左心室肥厚。由于血压长期维持在较高的水平上，在心脏负荷过大及其他体液因素的共同作用下，早期高血压患者可能发生代偿性左心室肥厚，随着病情发展，心脏会继续扩张，最后可能导致严重心律失常及心力衰竭。

（2）动脉粥样硬化。长期高血压可引发动脉粥样硬化，尤其是冠状动脉硬化。

老年常见病的治疗与调养

（3）脑血管损伤。长期高血压会使小动脉硬化，易于破裂出血或痉挛，从而导致脑血栓。

（4）肾脏损害。由于肾脏入球、出球小动脉痉挛和硬化，导致肾脏缺血缺氧和肾实质纤维化。另外，高血压晚期多伴有进行性肾功能减退。

（5）视网膜功能减退。这是由于血压长期升高，使得视网膜动脉发生玻璃样变所致。

高血压可产生哪些并发症

在我国，高血压病最常见的并发症是脑血管意外，其次是高血压性心脏病、心力衰竭，再次是肾功能衰竭。此外，高血压还可引起下肢动脉粥样硬化，造成下肢疼痛、跛行等情况。

高血压危象会造成哪些严重后果

高血压危象是一种临床综合征，发病主要表现为血压突然升高，并以收缩压升高为主，同时伴有头痛、眩晕、烦躁、面色苍白、口干、心悸、耳鸣、多汗、恶心、呕吐、视力模糊或暂时失明、尿频、尿急等症状，严重者可出现心绞痛、脑水肿或肾功能障碍。上述症状一般持续时间较短。高血压危象可发生于任何类型的高血压，患者收缩压大多超过 200mmHg，舒张压大多超过 130mmHg。

高血压危象的死亡率极高，过去由于缺乏治疗高血压的有效药物，1 年病死率达 90%，5 年病死率为 99%。虽然由于医学进步,更为有效的治疗手段大大降低了病死率,但1年病死率仍可达25%,五年病死率仍达50%。高血压危象患者主要死于高血压心脏病、急性心力衰竭或急性肾功能衰竭。一旦出现高血压危象,在治疗上必须采取快速降压的手段,在最短的时间内将舒张压控制在110毫米汞柱以下。诱发高血压危象的因素较多,如精神刺激、情绪骤变、过度劳累、气候变化和内分泌失调等。

老年常见病的治疗与调养

老年高血压症的预防、诊疗及生活宜忌

老年高血压症

什么是老年高血压症

年龄在 60 岁以上，且收缩压 > 160 毫米汞柱、舒张压 > 95 毫米汞柱，则可归为老年高血压症。老年高血压患者中，一部分是由成年高血压延续而来；另一部分是因动脉粥样硬化、血管弹性减退、收缩压升高而来。

老年高血压有什么特点

（1）老年人高血压患者血压波动比较大，尤其是收缩压。这主要是由老年患者血管压力感受器敏感性减退所造成的。

（2）老年人高血压易受体位变动的影响，直立性低血压的发生率较高，特别是在应用抗高血压药物进行治疗时更易发生，这也是受到压力感受器敏感性减退的影响。

（3）老年人容易出现假性高血压现象，这类高血压患者对抗高血压药物的耐受性较差，更易导致严重的不良反应和并发症。

（4）老年人高血压以收缩压升高为主，对心脏危害性更大，更易发生心力衰竭和脑卒中。

（5）老年人 β 受体的反应性降低，因此对 β 受体阻滞剂的耐受性更好，但依然有引起心动过缓和充血性心力衰竭的危险。

（6）老年人的血容量有所减少，而且对交感神经抑制敏感，这与老年人心血管反射损伤有关。

（7）老年人神经系统功能较低，容易在接受药物治疗时发生抑郁症。

引起血压增高常是哪些原因

目前，医学界对高血压的病因和原理还没有统一的定论，但一般认为，高血压与以下几个因素有关：

（1）年龄。40 岁以上中老年人患高血压人数增多，比 40 岁以下的人高 3.5 倍。

（2）职业与环境。凡从事于注意力高度集中、过度紧张工作的脑力劳动者或工作环境中存在强烈的刺激性因素者均易患高血压。

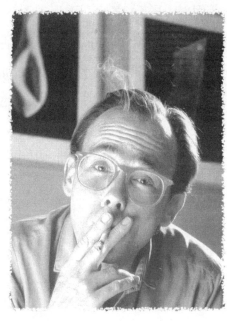

（3）遗传。统计发现高血压患者中 50% 有家族史，因此可以认为其与遗传因素有关。

（4）食盐过多。每日食盐大于 5 克比少于 5 克者患高血压的比例大。

（5）肥胖。超重者高血压发病率比正常人高2～6倍。

（6）吸烟。实验证明，香烟中的尼古丁会对血管内壁造成损伤，可导致血管硬化，引发高血压。

（7）血压是心脏射血与外周阻力相互作用的结果，两者互相依赖，维持血压平衡。如果某种因素破坏了这种平衡，就会发生高血压。

造成老年高血压的因素都有哪些

老年人患高血压主要有以下因素：

（1）由于味觉功能减退，老年人一般喜欢吃含盐分高的食品，从而引起高血压。

（2）老年人易发生腹部脂肪堆积和向心性肥胖，这是形成高血压的原因之一。

（3）老年人容易产生胰岛素抵抗，并易患继发性高胰岛素血症，导致高血压。

（4）老年人的交感神经活性高，血中肾上腺素水平较高，且不易排出，从而容易导致高血压。

（5）老年人血管弹性降低，血管内膜增厚，常伴有动脉粥样硬化，这是导致老年人收缩期高血压的主要原因。

（6）老年人肾脏排钠能力降低，过多的钠水在肾脏潴留，容易导致高血压。

老年高血压的预防

对高血压认识常有哪些误区

（1）认为高血压是单纯的个人问题，与环境无关。事实上，高血压症与生活方式密切相关，吸烟、饮酒、偏食、暴饮暴食、作息习惯不良、心理阴暗和情绪抑郁等，都能引发高血压。生活习惯的养成有着根深蒂固的家族性和社会性，家庭的生活方式、家庭氛围，以及社会环境，都是个人不可摆脱的习惯养成因素。比如，如果父母暴饮暴食、不爱运动，孩子也很可能如此；如果某地菜肴口味偏咸，当地的大部分人肯定难以改掉高盐饮食的习惯。因此，预防和治疗高血压，并不是仅仅靠患者个人的努力就可以做到的，还需要家人朋友乃至整个社会的配合。

（2）认为高血压病是老年病和富人病。事实上，很过高血压患者的病症是从青少年时期开始的，疾病经过一个很长的潜伏期，到了中年以后才逐渐表现出症状。因此，高血压绝不是老年病，而是和一个人从小形成的饮食起居习惯密切相关。另外，高血压也不是富人病，如果平时饮食不当、工作操劳、心情抑郁，任何人都可能患上高血压。

（3）不重视高血压病。有的人已经得了高血压却不加控制、不加防范，最终导致心、脑、肾等器官的严重损害，发展成缺血性心力衰竭或肾功能不全，甚至突然死于脑卒中（中风）和急性心血管意外。调查研究表明，高血压病可使患者寿命缩短 20 年，病情发展到脑卒中的平均时间为 13 ~ 14 年，发展到冠心病的平均时间为 5 ~ 10 年，而如果采取有效的降压措施,则可以有效减缓病情的发展速度。

出现呕吐、头痛时为什么应尽快查明病因

许多人经常感到后脑疼痛,且伴有呕吐现象,很多时候,这种症状持续一两天就会消失。因此,多数人不把它当回事,更不会因此去检查和治疗。即使这种状况频繁发生,很多人仍以为这是疲劳所致。殊不知,对这种症状熟视无睹会错过治疗的最佳时机,甚至会导致严重的后果。为此,医学专家提醒人们,当感到后脑部疼痛,并伴有恶心、呕吐等症状,很可能是高血压的前兆,患者应及时去医院就诊。如果耽误了治疗,患者很可能在几年后出现血压急剧上升的趋势,最终发展成恶性高血压。到那时,不但治疗困难,还容易引起一系列并发症,直接威胁生命。

出现耳鸣现象时为什么要尽早就医

引起耳鸣的原因除中耳炎、神经因素等直接原因外,多是因高血压引起血液从脑部毛细血管向外渗出产生脑压升高所致。如果出现高血压病引起的耳鸣,而又没有得到及时医治,后果将不堪设想。因此,当出现耳鸣现象时,要及早就医明确原因;如果高血压患者出现耳鸣,则更应引起注意。

贫血者为什么也要预防高血压

在老年人群特别是女性中普遍存在一种错误的认识,即"贫血就不会患高血压"。其实,贫血和高血压是完全不同的两个概念,两者没有任何直接关联。贫血是指外周血中的血红蛋白量低于正常值的下限,一般血红蛋白浓度的降低都伴

有红细胞数量或血细胞比容的减少；而高血压则以动脉血压升高为特点，可伴有动脉、心、脑、肾等重要器官的病理损害。由此可见，两者的概念及诊断标准完全不同。由于高血压和贫血是两种完全不同的疾病，因此在一个患者身上同时发生是完全可能的，比如很多尿毒症患者都同时表现出高血压和贫血的症状。因此，贫血患者也应定期检测血压，以便能早期发现高血压，防止高血压引起心、脑、肾等脏器损害。

高血压的检查与检测

高血压常规检查的目的是什么

高血压患者在就诊过程中常被要求进行一些常规检查，这样做主要有 3 个目的：第一，明确引起高血压异常升高的病因，鉴别是原发性高血压还是继发性高血压；第二，明确高血压病情的严重程度；第三，明确是否存在并发症，如高脂血症、糖尿病、痛风、冠心病、脑卒中（中风）和肾功能不全等。

高血压常规检查有哪些项目

（1）心电图、超声心动图及 X 线胸片。确定高血压患者心脏功能状态，并判断是否有心脏肥大，是否存在心肌损伤或合并冠心病等。

（2）动态血压测定。24 小时的动态血压测定能记录正常生活状态的血压，了解昼夜血压规律，以便合理地指导用药时间与剂量。

（3）眼底检查。了解小动脉的情况，以便对高血压患者进行分级。如视网膜小动脉普遍或局部狭窄表示小动脉中度受损；视网膜出血或渗血，或发生视盘（视乳头）水肿，表示血管损伤程度严重。总之，高血压性视网膜病变能反映高血压的严重程度及周身小血管病变的损伤程度，眼底检查结果对临床诊断、治疗及了解病情都有帮助。

（4）血液生化检查。包括尿素氮、血脂、血黏度、电解质等，有助于明确高血压是否由肾脏病变引起，可借此判断高血压对肾脏的影响程度以及是否存在某些危险因素及并发症，如糖尿病等。

（5）尿常规检查。了解有无早期肾脏损伤，高血压是否由肾脏疾病引起，以及是否有糖尿病等并发症。如尿液中有大量尿蛋白、红细胞、白细胞管型，则应考虑由慢性肾炎或肾盂肾炎所引发的继发性高血压；如仅有少量尿蛋白和红细胞，则表明可能是原发性高血压所致的肾伤害；如发现有尿糖现象，则应考虑是否有糖尿病。在留取尿液标本时，应使用清洁容器，取早晨第一次尿液并及时送验；女性患者应避开月经期并留中段尿液进行尿液检查。

（6）其他检查。肾脏及肾上腺 B 超检查、心脏彩色多普勒超声检查，颈动脉、肾动脉、脑动脉等血管多普勒超声检查等。

高血压患者应以什么态度去体检

（1）体检不只是单纯地为了检出疾病，更重要的是为了指导患者或有高危因素的人坚持正确的治疗及预防。所以，在进行体检前，受检者应详细告知医师一些与疾病相关的情况，例如：是否吸烟、饮酒、家族史、既往患病情况、目前服药情况等。

（2）要客观、准确地向医师提供发病时间、治疗过程、用药情况、有无并发症等关键情况，只有这样，医师才能有针对性地提出进一步的治疗意见，从而达到最佳治疗效果。如受检者记不住所服药物的名称，可以把药盒带来辨认。

体检可以有哪些收获

除一般体检中的项目外，患者还应测量腹围、检查眼底、测 C 反应蛋白、测尿微量白蛋白定量、查肾功能、作超声心动图和大血管超声等相关检查，以此来判断是否已经发生由高血压引起的心血管损害，这有助于了解病情进展，判断预后，并为其制定恰当的医疗计划。

有些高血压患者会担心如果在服用降压药期间进行体检，是否会影响检测结果和医师的诊断。有这样的顾虑是正常的，但切不可因此就随意停药。这是因为贸然停药或推迟服药都容易引起血压骤升，从而发生危险。事实上，按常规服药后再测血压，医师也可对病情和目前的降压方案进行正确评价。对合并糖尿病或其他慢性病的患者，也应在采血后及时服药，不可因体检干扰常规治疗。

为什么不能仅凭 1 次检查就确定病情

高血压患者切忌以 1 次检查的结果来断定病情的轻重，而忽视了对病情的日常监测。血压检测就像抛硬币，次数越多，结果就越准确。因此，最佳的方法是把医院检查与家庭监测相结合，根据病情变化采取相应的治疗措施。患者最好每个月去医院检查 1 次，及时与医师沟通，准确地掌握身体状况,对症治疗。

高血压患者为什么应经常检查心脏

血压长期处于较高水平往往会对心脏造成影响,使心脏的结构和功能发生变化,早期症状为心室肥厚,后期严重时可导致心力衰竭。而且,高血压患者本身容易并发冠心病。因此,得了高血压就要全面检查,及时了解心脏的情况,以便有针对性地采取有效措施,控制并减少高血压对心脏的影响。

在医学上,最常用的心脏检查方式就是心电图检查。心脏活动的情形会在心电图中显示出来,可以此来观察心脏的状况。如果心电图的波动很有规律,则表示心肌正常;反之,如果心电图的波动不规则,就表示心肌的收缩和传递很不规则,当然脉搏的跳动也会时快时慢,此时,分析心电图就能知道什么部位发生了什么问题,从而可采取相应的措施。

高血压患者为什么应经常检查血黏度

高血压患者常常伴有血黏度升高,主要原因是其血液成分常处于不正常状态,主要的表现有:

(1)血小板功能处于激活状态,使血液易于凝集。

(2)凝血及纤溶系统常处于不平衡状态,即血液有容易凝集的倾向。

(3)红细胞变形能力降低,或红细胞相互间黏度增加,都会使血流速度变慢。

另外,高血压常常伴有糖尿病、高脂血症、高胰岛素血症等。由于血液中糖类、脂质、胰岛素等增加,也会导致血黏度增加。由于长期的高血压使身体衰老加快、动脉硬化程度加重,容易造成小血管栓塞,如果栓塞发生在脑组织,则很容易造成脑卒中。

自测血压时要作好哪些准备和应该注意哪些事项

(1)测量血压前要做准备。测量前半小时需要安静休息,使身心放松,不要吸烟或饮酒、茶、咖啡等刺激性饮品,另外要排空膀胱。测量时注意室内温度是否适宜。

(2)选择合适的血压计。目前,常用的血压计有水银柱血压计、气压表式血压计和电子血压计3种。其中,水银柱血压计最为准确,但缺点是体积较大且操作复杂;气压表式血压计准确性稍差,但比较轻便,且操作较简易;电子血压计能自动充气、自动显示,但精准性要差些。患者可根据自身需要进行选择。此外,根据袖套放置部位,还可分为上臂式、手腕式和手指式三种。其中上臂式血压计准确性最好。除了掌握正确的测量方法外,血压计还必须定期检测精确度,以保证测量结果的正确。

(3)保持最佳体位。测量中,最常用的体位是坐位或仰卧位,但两种体位的血压有差别,坐位测量的舒张压一般比卧位高5毫米汞柱。测量时最好不要交叉双腿,因为这种姿势可使收缩压上升2~8毫米汞柱。

(4)测量时注意手臂的放置。测量时,手臂要与右心房处于同一水平线上。如果采取坐位,右心房约位于胸骨中点或第4肋间,上臂置于该位置即可;如果采取卧位,右心房大约在床与胸骨之间的中间水平,在被测上臂下垫一个枕头即可达到此高度。如果上臂位置过高,测得的血压值往往偏低;如果上臂的位置过低,测得的血压值就会偏高。

（5）左右手臂血压有差别。大部分人两臂的血压没有明显差别，但约有20%的人两臂的血压差可超过10毫米汞柱，因此在第1次测量血压时，对左右手臂的血压都要进行测量。

（6）测血压时水银柱不能打得太低。如果水银柱只有170~180毫米汞柱，听诊器诊断很可能不准确。

（7）把握合适的放气速度。一般来说，放气的速度以水银柱下降2~3毫米/秒为宜。放气太快容易使测试者反应不及，发生误诊；放气太慢则容易使前臂瘀血，造成舒张压读数增高。另外，每次测量前应将袖套中的气体放尽，否则血压值将越测越高。

（8）进行多次测量。多次测量能够确保测量结果的准确。一般来说，测第1次时，数值经常偏高，而第2次、第3次则较稳定。因此可在第1次测量后隔2分钟再进行第2次测量，取两次的平均值作为测量结果；如果两次测量值差别大于5毫米汞柱，则相隔2分钟后再次进行测量，然后取3次测量的平均值。

高血压患者应预防的各种疾病

哪些时间段容易发生由高血压引起的疾病

1. 清晨6:00~9:00

（1）诱发原因：刚刚起床时，人体的元气尚未完全恢复，血流缓慢，血压较低。此时体内缺乏水分，致使血液浓缩、黏滞性增强，因而容易形成血栓，在这种情况下，高血压患者易发生出血性脑卒中（中风）。

（2）对策：在睡前和起床后适当饮些开水和牛奶，可以有效预防血栓的形成。

2.餐后1小时

（1）诱发原因：进餐会改变体内血流和血压状态，如果就餐方式不当，容易使血压产生明显波动，下降幅度可达20～30毫米汞柱。将导致血流减缓、血管瘀血，进而发生心绞痛、心肌梗死等并发症。

（2）对策：在就餐时，高血压患者要避免暴饮暴食和不良情绪；饭后不要立即进行激烈运动。

3.气温骤降时

（1）诱发原因：当机体受到寒冷刺激时，体内肾上腺素分泌增多，从而使血管收缩，引起血压明显上升。高血压患者对环境温度变化的适应能力较差，易在此时发生脑卒中等并发症。

（2）对策：冬春季节，高血压患者要注意防寒保暖，帮助身体顺利度过适应期。

突发性脑血管疾病发生前会出现哪些前兆症状

脑血管疾病是高血压最常见的并发症，以下情况都是这种并发症的前兆症状，应引起高血压患者的重视。

（1）短时间内语言困难或偏身无力。这种情况总是突然出现，且时间长短不一，一般都会自行恢复。这是一种前脑缺血的征兆，可能导致半身不遂。

（2）突发性剧烈头痛。老年高血压患者如突然剧烈头痛，并伴有呕吐，即使这些症状可在短时间内迅速消失，也决不可等闲视之，应立即检查是否有血压骤升现象。这种现象会导致脑组织缺血,严重时会引起脑血管破裂。

（3）眩晕。这种眩晕和普通头晕有些相似,发作时有天旋地转之感,还可能伴有耳鸣;如果发作时出现视物重影、说话时舌根发硬等症状,更要引起患者或护理人员的警惕。

（4）半身麻木。中老年高血压患者如经常出现半身发麻现象,则应考虑脑内小血管是否出现病变,如麻木同时伴有一侧上下肢乏力,则更应引起注意。

（5）突发性记忆力减退。有些中老年高血压患者会突然之间忘记过去几年的旧事,但其他感觉正常,头脑也很清醒,几个小时后又能突然回想起忘记的事情。这通常是急性脑血管病发作的先兆症状,如遇这种情况,必须迅速采取有效的治疗措施,避免导致严重的后果。

出现哪些征兆时要提防脑出血

脑出血发生前常有:

（1）神经系统出现异常,如头痛、呕吐、眩晕和烦躁等。

（2）外部表现,如肢体麻木、偏瘫、眼睛视物模糊和视力下降等。

脑出血症状一般进展迅速,发病后极易出现嗜睡或昏迷。此外,高血压性脑出血的治疗是有选择性的,出血较少的,可以采取内科治疗,并及时进行数字减影脑血管造影,明确病变部位,实施介入治疗或手术治疗,进行开颅手术或脑立体定向手术清除血肿。

出现哪些先兆时要预防脑卒中（中风）的发生

脑卒中是一种严重的心脑血管疾病。发病前突然头痛、眩晕，短时间内可失去知觉，还可能导致半身不遂或瘫痪，严重者甚至死亡。统计结果表明，高血压患者发生脑卒中的概率相当高。因此，高血压患者必须掌握一定的高血压预防常识。一般情况下，如果患者出现以下症状，则有发生脑卒中的危险：

（1）血压波动过大。在没有特殊诱因或降压药物剂量没有变化的情况下，血压如果出现大幅波动，往往是脑卒中的先期表现。

（2）活动或感觉功能异常。肢体活动迟钝、手部颤抖、口角歪斜、伸舌头时不灵活、口齿不清、单侧肢体麻木，这些异常表现通常都是脑卒中的先兆症状。

（3）短暂性脑缺血。其症状为短暂意识丧失、语言障碍、恶心呕吐、走路经常跌倒等。这些症状发作时间并不固定，持续时间一般不超过 24 小时，但会在接下来的几周里反复发作，约 1/3 的患者可发展为脑梗死。

高血压患者怎样提防心肌梗死

高血压与心肌梗死关系密切。据统计，约 14% 的高血压患者同时患有心肌梗死，其中男性的发病率要高于女性。男性患者心肌梗死的发病率要比血压正常者高 2~4 倍，这足以说明高血压是引起冠心病、心肌梗死的主要原因。

高血压患者预防心肌梗死发生，应做到以下几点：

（1）坚持服药。患者应在医师的监督和指导下，对症用药，并坚持服用，不要停服漏服。

（2）定期检查。高血压患者每年至少应作 1 次或 2 次常规心电图检查，必要时要作动态心电图检查，以便及时发现冠心病。另外,患者家中最好常备血压计,以便随时掌握血压变化情况。

(3)加强心肌梗死的二级预防。如果患者已经患上了高血压、冠心病,应采取综合性预防措施。除了积极治疗之外,还要做到作息有规律,劳逸结合。要保持良好的心态,避免情绪波动。

高血压患者如何预防尿毒症的发生

大量研究表明,高血压与尿毒症的关系十分密切,有15%的高血压患者会发展为尿毒症;血压越高,发展为尿毒症的概率也就越大。因此,高血压患者应严密监测血压,预防尿毒症。平时要注意以下几点:

(1)严密监测肾功能。尿毒症主要是由高血压造成肾功能受损而引发的,因此,患者一方面要降低血压,降低对肾功能的损害;另一方面,必须配合医师严密监控肾功能。具体做法如下:定期检查肾功能,平均每两个月检查1次;严密观察是否有尿毒症的早期症状,如四肢无力、腰酸腿软、食欲不振、面色萎黄和眼睑苍白等,如出现上述症状,应及时检查肾功能;凡是内生肌酐清除率降低,或血肌酐、尿素氮升高者,都应按尿毒症早期治疗方案进行治疗。

(2)合理选择降血压药物和治疗方案。目前市场上各种治疗高血压的"灵丹妙药"数不胜数,针对症状也各不相同,因此患者应在医师的指导下科学用药。高血压患者应首选无肾毒性的降压药物,在选用西药降压的同时,应配以补肝益肾的中药进行调理,这样可以在维持血压稳定的同时保护肾脏。

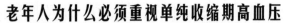

老年人为什么必须重视单纯收缩期高血压

一般来说，患者并不是收缩压和舒张压都同时高于正常水平，有时会以其中任何一个升高为主，这种现象就称为单纯收缩（舒张）压升高。

老年单纯收缩期高血压是指 60 岁以上老年人收缩压大于 140 毫米汞柱，而舒张压则在 90 毫米汞柱以下。由于收缩压增高而舒张压不高，故而脉压随之增大（差值超过 50~60 毫米汞柱），是这一类型高血压病的一大特点。许多老年人将这种血压状况看做是由于年龄增长而出现的一种自然现象，从而疏于防治，殊不知，单纯收缩期高血压是引起急性脑血管病或心血管病的重要原因之一。

当前医学界普遍认为，单纯收缩期高血压是严重威胁老年人健康和生命安全的一个大问题。首先，单纯收缩期高血压和伴随的脉压增大，可反映动脉血管壁弹性降低和僵硬度增高。其次，单纯收缩压的升高和脉压的增大可对患者健康产生极大危害，不但会增加心脏的负荷与作功，增加心肌耗氧量，导致心肌肥厚和心血管病，还可能对动脉管壁的结构和功能产生不利影响，促进动脉粥样硬化的发生发展，并易在诱因作用下形成粥样硬化斑块破裂出血，进而导致血栓形成和栓塞发生。总的来说，单纯收缩期高血压及其脉压的增大，要比单纯舒张压升高对老年人的影响更为不利。

因此，老年人遇到上述情况时，务必在医师导下进行有效治疗，使收缩压低于 140 毫米汞柱，脉压小于 50 毫米汞柱，以降低心脑血管疾病发作的危险。

高血压患者在哪些情况下必须注意自我防护

（1）出现极端情绪时。愤怒、惊恐、悲伤，以及极度喜悦和兴奋等极端情绪均易导致血压急剧升高，给心脑血管造成极大负担，甚至引起并发症。因此，高血压患者要学会控制和调节情绪，避免过激情绪，以保证自己的健康。

（2）沐浴洗澡时。有很多突发心脑血管疾病的意外都发生于沐浴洗澡时，这是因为热水或冷水的刺激容易导致血流和血压波动，对于血管舒、缩功能较差的高血压患者来说，无疑非常危险。为了避免心脑血管意外的发生，高血压患者在沐浴洗澡时要注意水温，不能太低或太高，也不宜长时间洗浴。

（3）排便不畅时。用力排便会使全身肌肉和血管收缩，导致颅内血管血液充盈、压力加剧，容易发生脑出血。因此，高血压患者在排便时最好选择坐位，以减轻腹压；如果经常便秘，宜接受相应的治疗。

（4）吸烟饮酒时。烟酒可直接刺激人体的中枢神经，引起心率加快、血压升高，对于高血压患者十分不利，是导致脑卒中的一大原因。因此，为了自身健康，高血压患者有必要戒烟戒酒。

（5）进行性生活。性生活会使身体和精神同时处于亢奋状态，使心跳加快、血压骤升。因此，在进行性生活时，高血压患者一定要注意自己的身体状况，一旦出现不适，应立即停止。另外，要绝对避免纵欲过度。

高血压患者为什么要警惕鼻出血

急性鼻出血是高血压患者的常见并发症之一。鼻出血时只要冷静地采取正确的方法止血，一般并无大碍。但如果高血压患者鼻子经常性或大量出血，一定不能忽视，要在止血后去医院进行眼底和尿液检查，以明确是否有眼底出血或肾脏出血的情况。如果有以上情况，患者在半年内很可能会发生脑出血。

另外，如果采取堵塞鼻孔、冷敷额头等方法止血 10 分钟后仍不见效，且血液大量涌入喉咙，则需要立即到医院就诊。

高血压患者为什么要密切注意血压波动

人的血压会在睡眠时下降，早晨醒来后升高。一般来说，收缩压在一日之中有 20 ~ 40 毫米汞柱的波动属正常。此外，血压在一天中的变化还与人的血压高低有关，通常血压越高，波动范围就越小，而轻症患者的血压波动幅度往往会较大。血压的波动对于维持各个器官的正常运作是非常重要的。例如，白天较高的血压可促进受到缺血性损害的脏器恢复功能；但如果血压过高，超出脏器血管的承受能力，则会加重其负担，甚至造成血管破裂。而如果夜间血压过低，则会加重脏器缺血现象，如心、肾等。因此，密切注意血压波动，有针对性地进行调节，使其保持在相对正常的水平上，有利于对各脏器和血管的保护。

高血压患者为什么要注意心率

高血压患者在初发高血压时，神经调节失去平衡，交感神经过度兴奋，这种异常与高血压的发病密切相关。当交感神经过度兴奋时，会表现为心率加快，心肌收缩力增强，心脏排血量增加，从而导致血压上升。研究表明，随着心率的增加,诱发死亡的可能性也大大增加。人的心率越慢,寿命越长。

总之,心率加快会使血管内血流加快、压力升高,引起血管内膜受损,从而在损伤处出现脂质肥厚,而左心室肥厚的高血压患者猝死率更高。因此,高血压患者的心率可作为发生心血管意外及死亡的预测征兆,必须引起高度重视。

老年高血压患者的情绪调节

情绪对血压有什么影响

生气、发怒、紧张、激动都会使全身小血管收缩,导致血压迅速升高,心率加快,心肌耗氧量增加。如果是高血压患者遇到此种情况,就会在原有病变的基础上,使病情突然加重,甚至可能诱发心肌梗死、脑出血等恶疾。因此,对于高血压患者来说,除了坚持药物治疗外,还要学会自我调节情绪,经常保持一个平和的心境。想让自己有个好心情,日常生活中就要坦然面对一切,凡事要冷静处理,对人要宽宏大量,避免与周围人发生冲突而引起心里不痛快。总之,有一个好的心情,才更有利于养生保健。

保持"笑口常开"有什么好处

笑是人们生理健康和心理健康的标志之一。研究表明,笑能促使人体的膈膜、心脏、胸部、腹部和肝脏等器官进行运动,起到消除呼吸系统中的异物,刺激肠胃,加速血液循环,提高心跳频率的作用;还可改善紧张、厌烦等不良情绪;笑还能促进肾上腺素的分泌,对机体有益。因此,高血压患者应经常保持"笑口常开"。需要提醒的是,高血压患者不宜突然大笑,以免引起血压猝然升高。

高血压患者平时怎样自我放松

紧张的生活节奏和大起大落的情绪是高血压患者病情恶化的最主要诱因。因此,学会自我放松,防止持续的紧张状态,能够有效帮助降压。那么,怎样才能自我放松呢?

(1)轻缓起床。早晨醒来后,可先在床上躺一会儿,不要立即起身;起身动作应当缓慢,以悠然的状态穿衣和洗漱,使身体的功能慢慢恢复到活跃状态。

(2)早餐后小坐一会儿。早餐后,血液补给肠胃需要,大脑供血有所不足,如果马上从事其他活动,容易出现头晕等症状。因此,早餐后最好静坐一会儿后再去做其他的事情。

(3)避免长时间连续讲话。科学证明,连续不停地讲话会使血压升高。因此,高血压患者连续讲话最好不要超过30分钟。如不可避免长时间讲话,可在讲话中间稍事休息。

(4)乘车时闭目养神。在乘车时,高血压患者可抓住这段时间闭目养神,以摆脱嘈杂环境的干扰。

(5)午饭后小憩一会儿。午饭后,高血压患者宜小憩半小时,如无条件,坐着打个盹儿也可以。午饭后的休息有助于调节血压,使血压有所下降。

(6)晚饭后散步。吃过晚饭后,可走出家门,到环境宜人之处,如公园、河边等地散步半小时左右,可放松身心,同时有助于睡眠。

常唱歌对高血压患者有什么好处

唱歌既是一种娱乐身心的休闲活动，也是一种腹式呼吸的方法。唱歌时，人基本都是在腹式呼吸，吸入的新鲜氧气能到达身体的各个部位，可以使全身脏器功能变得活跃起来。另外，腹式呼吸是一种能使腹部膨胀的呼吸方法，所以对胃肠特别有益，胃肠功能得到改善后，就不会产生胀气，人自然就有了食欲，同时又能有效治疗便秘。不仅如此，长时间的腹式呼吸还有降低血压的作用。根据临床报告，高血压患者，特别是由情绪紧张引起的血压升高，利用腹式呼吸法，能使血压降低 20 毫米汞柱。需要注意的是，只靠声带发声的唱法没有什么治疗效果；而且，唱歌重在坚持，不可三天打鱼、两天晒网。

高血压患者为什么不宜听刺激性音乐

音乐可以调节人体的神经功能，使人的心情舒畅，但如果长时间听节奏强烈的音乐（如摇滚乐），会造成耳内末梢神经紧张，出现血管微循环障碍，使人体血液循环失调，导致血压升高。因此，高血压患者不宜听过于激烈的音乐，而应选择比较柔和的音乐。另外，听音乐时不要长时间戴耳机，因为耳机也会压迫末梢血管，引起人体内部血液循环失常，使血压升高。

经常赏花对高血压患者有什么好处

赏花疗法是通过赏花卉、闻花香来达到治病养生的一种自然疗法。五彩缤纷的颜色、沁人肺腑的花香，能调节人的紧张情绪，解除疲劳，消除郁闷，给人带来喜悦的心情。高血压患者常常赏花，还能逐渐克服急躁的情绪和紊乱的心理，有助于稳定和降低血压，可缓解头晕等症状。不同种类的花卉、植物可散发出不同的香气，花卉的芳香不仅令人头脑清醒，心情舒畅，还含有能净化空气和杀菌的芳香油。当挥发性的芳香分子与人们的嗅觉细胞接触后，会产生不同的化学反应，有助于调和血脉，消除神经系统的紧张和身心疲劳，从而降低血压。

赏花疗法十分简单，在花园中散步 15～30 分钟，每天 1 次或 2 次即可。需要注意的是，对花粉过敏的人不宜采用此种疗法。

经常垂钓对高血压患者有什么好处

垂钓活动既是一种娱乐，又可以达到保健治病的目的，是高血压患者健身娱乐的好选择。垂钓的地点宜选在河边、湖边等场所，因为这些地方通常比较幽静，能使人产生心旷神怡的感觉。此外，鱼未上钩时，垂钓者全神贯注，心思全在鱼钩上，这与气功强调的入静有相似之处。钓到鱼后，垂钓者兴高采烈，还会获得一个好心情。因此，经常钓鱼对治疗神经衰弱、高血压、冠心病等均有一定的辅助作用。

高血压患者为什么不宜扭秧歌

扭秧歌是一种大众化的娱乐活动，尤其受东北人的喜爱，但是这种活动鼓点节奏快而有力，容易使人兴奋，使心跳加速，导致血压急剧上升、红细胞激增、血黏度增加。如果高血压患者经常参加此项活动，容易使血压不稳，不利于病情的好转。

高血压患者怎样观看球赛

在高血压患者中,有不少人是球迷。在激烈的比赛中,他们的情绪会不自觉地随着比赛的进展而变化,一会儿激动亢奋,一会儿低落懊丧。然而,这种情绪上的大起大落对高血压患者来说是十分危险的,会引起呼吸加快,心跳加速,造成血压突然升高,甚至有导致猝死的可能。

因此,高血压患者在观看球赛时,一定要控制自己的情绪,保持平和轻松的心情。如果感觉难以控制情绪,最好短暂回避,去活动一下或吃些东西,等身心放松下来后再继续收看。

高血压患者下棋时应注意什么

下棋是锻炼智力的一种活动,对于那些智力出现衰退、注意力不集中的老年人来说,下棋是最好的治疗方法。但如果患有高血压,下棋则要适度。首先,下棋时间不宜过长,以免使运动功能减退。另外,下棋时不要争强好胜,不要为一兵一卒而争得面红耳赤,这样会提高交感神经的兴奋性,使心跳加速,血压升高。只有把握好以上两点,高血压患者才能健康愉悦地享受下棋的乐趣。

老年高血压患者在麻将娱乐中应注意什么

打麻将是老年人所喜爱的一种娱乐活动,它能调节精神、丰富生活、开动脑筋、延缓机体内部器官老化,如果适当娱乐,对身心健康是有一定好处的。但老年人体力较差,如果打麻将成瘾,会给身心健康带来极大的危害。对于患有高血

压的老年人而言,打麻将必须注意以下几点:

（1）忌饭后立即"开战"。老年人的消化液分泌减少,消化功能不如年轻人,饭后应稍稍休息,让血液更多地供应肠胃,以促进食物的消化吸收。如果放下饭碗就打麻将,劳身劳神,就会影响肠胃的血液供应,导致消化不良和肠胃疾病。

（2）忌坐时间过久。如果打麻将一坐就是半天乃至一天,就会造成下肢血液回流缓慢,出现麻木、疼痛、水肿等症状,甚至发生下肢静脉血栓,导致血压升高。因此,打麻将时间不宜过久,并且需要经常起身活动一下。

（3）忌情绪波动。老年人的血管弹性差,有的患有动脉硬化、高血压、冠心病等血管疾病,如果过度兴奋、紧张,则会刺激体内交感神经,使心跳加速,血压升高,容易诱发脑卒中等疾病。所以,应把打麻将当做一种消遣,保持平和的心态,不要把胜负看得太重,更不应赌钱。

（4）忌熬夜打麻将。老年人生理功能减退,容易出现疲劳,而且不易恢复,因此,应保证充分的睡眠时间,不宜熬夜打麻将,否则会导致身体系统紊乱,使血压升高,甚至发生意外。

（5）忌忽视洗手。人到老年,身体的免疫功能减退,抗病力差,一旦遇到微生物感染就容易发病,而麻将正是细菌传播的活跃渠道,因此,打完麻将后应立即洗手。

老年高血压患者生活中应注意的问题

老年高血压患者如厕时应注意哪些问题

（1）老年高血压患者夜里上厕所时,要注意3个"半分钟"，即：先在床上躺半分钟；然后起身坐半分钟；再两腿下垂半分钟。经过这3个"半分钟"，高血压突然发作的危险性就被大大降低了。

（2）老年高血压患者不宜长时间如厕。老年高血压患者长时间如厕很容易导致意外的发生，最常见的是由于大便费力，蹲便过久后突然起立，引发心肌梗死，造成猝死；其次是小便久立又没有扶靠，结果发生排尿性昏厥而摔倒。为了避免这类意外，老年高血压患者首先要注意定时大便，防止便秘；其次，大便时不要过于用力，蹲的时间不要过久；另外，厕所里要有扶手等安全设施，灯光也要明亮。

（3）老年高血压患者宜采取坐姿排便。蹲姿排便会使腹股沟和腿窝处的动脉血管的曲折度大大减小，下肢血管的严重弯曲会阻碍血液流通，如果此时因用力排便导致腹压升高，就会使血压急剧升高，很容易造成脑部血管破裂出血，甚至会威胁生命。而如果采取坐姿，下肢弯曲度可在90°左右，血液流通不会受到太大影响，即使用力排便，也不会造成血压骤然升高，可有效防止意外的发生。

（4）老年高血压患者还要注意一点，在大便后起身时，由于头部血液供应减少，血压下降，容易发生意外。因此，大便后站立时要缓慢，不可过于迅速。

午饭后小憩一会儿对稳定血压有什么好处

午饭后适度躺在床上休息一会儿，不仅可以帮助营养物质的消化吸收，而且对维护心脑血管功能很有效果。因为午饭后，胃肠蠕动加快，输送到胃肠内的血量大大增加，而相应其他器官的供血量就有所减少。此时，如果从事体力或脑力活动都会增加心脏的负担。大量实验表明,饭后静卧30分钟,血压就会下降20～30毫米汞柱,可使心脏和血管得到适当的休息。

因此,医学家建议,为了稳定血压,患者吃饭速度要慢些,待充分休息后再进行其他活动。

睡前养成哪些习惯对高血压患者有益

高血压患者除养成按时就寝习惯外,每天上床前还应做到用温水泡脚,然后按摩双足心,这不仅可以促进血液循环,解除一天的疲乏,还可以达到少用或不用安眠药就可自然入睡的效果,从而保证患者获得良好的休息,有助于稳定情绪、降低血压。虽然夜间血压较低,但高血压患者也应注意以下事项:

(1)睡前应避免情绪激动、看书过久、娱乐过度、精神紧张等,否则会影响睡眠,从而影响对病情的控制。

(2)睡前不宜进食、饮酒、喝茶或吸烟,以免血管收缩、血压升高。老年患者睡前不宜服用安眠药,以免出现头晕、步履不稳等情况。

(3)不宜独居一室,特别是有严重并发症的高血压患者。夜间应有人陪伴,以便出现意外时能及时得到救助。

夜间高血压患者一旦发生急性心肌梗死时,应立即采取人工呼吸等急救措施,切忌随意搬动患者。

老年高血压患者睡眠为何不宜仰卧

老年人舌根底部及咽喉部的软组织非常容易松弛,如果采用仰卧姿势睡眠,很容易堵塞呼吸道,导致缺氧。如果长时间缺氧,可使动脉壁的内皮细胞通透性增加,血管壁内膜下的脂质沉积,促使动脉粥样硬化,加重高血压患者的病情;当人的脑组织缺氧时,还可导致脑动脉舒缩功能减退;心肌缺氧则可诱发心绞痛、冠状动脉粥样硬化和供血不足,并使各种病情不断加重。因此,老年高血压患者不宜仰卧睡觉,睡觉时的正确姿势为右侧卧。

为什么不可忽视打鼾现象

许多高血压患者都爱打鼾,于是就认为这是正常生理现象。事实上,打鼾易引发呼吸暂停。少于 10 秒的呼吸暂停一般不会影响动脉血液中的氧含量,但如果一次暂停达 10 秒钟以上,则会对身体造成很大的危害。呼吸反复暂停,将造成缺氧及二氧化碳潴留,从而引起肺动脉高压;中枢神经系统缺氧可导致交感神经兴奋,释放肾上腺素升压物质,引起周围血管收缩,使血压上升。因此阻塞性睡眠呼吸暂停可使冠心病、脑血管意外的发生率大大提高;如果高血压患者再合并有左心室肥厚,则容易因交感神经兴奋、缺氧和高碳酸血症,引起心律紊乱或猝死。

高血压患者在夏季使用空调要注意什么

在夏季,不少高血压患者想了很多防暑降温的方法,结果不但血压没有降低,反而升高了。经过调查才发现,原来问题就出在空调上面。一些高血压患者在夏天降低了用药剂量,但却每天呆在仅相当于春秋季节温度的空调房中,血压自然会升高。因此,为了自身病情着想,高血压患者吹空调时不宜将温度调得太低,以 27 ~ 28℃为宜,同时需要注意调整药物的用量,保持血压的稳定。

老年高血压患者为什么不宜猛然回头

老年人猛回头时,椎动脉会因颈部猛然转动而受压变细,如果椎动脉原来就有病变,则会更加窄细;另外,颈部交感神经受到突然刺激会导致脑血管痉挛。这些情况都会使脑部的供血量减少,使脑血管的血流速度减慢,轻者可发生暂时性脑缺血,出现头晕、恶心、呕吐、耳鸣等症状;重者会形成椎动脉血栓,导致一侧活动失调,面部疼痛感消失,甚至出现偏瘫。高血压患者比健康人发生这些意外的可能性更大。因此老年高血压患者在生活中应谨记:不要猛然回头。

经常梳头对高血压患者有什么好处

中医学认为,人体内外上下、脏腑器官的互相联系,气血输养,全靠经络这"中间人"在起作用。经络遍布全身,无处不到,所以气血能通达全身,发挥其生理效应,营养组织器官。抗御外邪,保卫机体。人体中有十二经脉、奇经八脉等许多经络,这些经络或直接地汇集于头部,或间接地作用于头部。所以,通过梳头,内练精神,激发元气,外导经络,疏通气血,可使精神脏腑得到修整,全身气血得以疏导,从而起到滋养和坚固头发、健脑聪耳、散风明目、防治头痛等作用。

梳头要长期坚持,每天早、中、晚各 1 次,每次梳理以 2 ~ 3 分钟为宜。梳头动作宜轻柔,以轻松舒畅为宜。

高血压患者看电视要注意什么

高血压患者在看电视时一定要注意以下几点:

（1）每次持续看电视的时间不宜太长，一般不要超过2小时，而且中途应休息片刻，活动一下肢体。

（2）看电视时，室内光线不宜太暗，最好是有较弱的侧光照明。

（3）避免电视画面闪烁跳跃，少看恐怖悲切的情节，高血压患者尤以不看此类节目为宜。

（4）看电视时如有不良反应，应及时停看，以免造成不良后果。

（5）看电视时离电视距离不得少于1.5米，眼睛视线的水平高度以高于电视机屏幕中心13°为佳。

老年高血压患者乘公共汽车时要注意什么

车厢内空间狭小，空气混浊不堪，因此许多挤车的人都会或多或少地出现头昏、肩周酸痛不适、疲倦、暴躁等现象，尤其是老年高血压患者。因此，老年人乘公交外出时，应避开上班的高峰，同时也不要乘坐线路拥挤的公共汽车，而且一定要抓紧座椅扶手，防止摔倒。

老年高血压患者用药应注意的问题

为什么不能不经测血压就用药

一些高血压患者患病多年，成了半个"医师"，服用降压药时便不再听从医嘱，而是"跟着感觉走"——感觉好就少服，感觉不好就多服。但实际上，自觉症状与病情轻重并无必然关联，有时血压过低也会导致眩晕感，此时服降压药无疑是雪上加霜。正确的做法是定时测量血压，根据血压来科学调整用药剂量。

老年患者降血压需要遵循什么原则

老年性高血压有着特殊的表现，因此，在治疗过程中应当遵循下列原则：

（1）许多并无症状的老年人不愿意配合治疗，此时，应向老人耐心做工作，并将情况详细说明，以求得配合。

（2）一些老年人的身体已经适应了患病时的状态，此时迅速降压反而会使患者感到不适。因此，在降压治疗过程中要逐步推进，避免血压出现较大的波动。

（3）老年人代谢缓慢，服药时容易出现一些不良反应，因此在用药剂量上应有所控制。

（4）单纯收缩性高血压治疗起来比较困难，需要更多耐心才能取得好效果。

（5）治疗老年性高血压大多采用以下几种药物：钙拮抗剂、利尿剂、血管紧张素转换酶抑制剂。在上述药物中，一般采用单一药物就能达到治疗效果。

服用降压药应注意哪些问题

服用降压药应坚持"五要三不要"的原则。

1. 五要

（1）要根据不同类型、分期和有无并发症的存在，由医师选定降血压的药物，不可自己滥用。

（2）病情较重的人可同时使用几种降压药，以提高疗效，减少不良反应。

（3）对于轻、中度高血压，要选用一种降压药，先从小剂量开始，慢慢地增加待达到一定分量后，再改为维持量。

（4）要密切注意在降压过程中出现的不良反应，以便及时发现并予以纠正。

（5）在降压过程中，要经常注意测量血压，根据血压变化及时调整剂量。

2. 三不要

（1）不要凭自我感觉，擅自增加或减少用药剂量，以免发生意外。自我感觉通常是不可靠的，比如头晕，血压高时会出现头晕，血压低时也会出现头晕。

（2）不要自作主张更改药物的种类和剂量。

（3）不要盲目相信广告和传言，切勿停用降压药物而改用所谓的偏方、秘方或用保健品代替降压药，以免造成严重后果。

降压过低过快会产生哪些不良后果

高血压患者必须坚持长期降压治疗，但不能降压过快。因为高血压患者血管弹性下降，有些患者的血管内壁有类脂质和胆固醇沉积，甚至形成血管内壁粥样硬化和斑块。在这种情况下，若服用大剂量的降压药，使血压在短时间内大幅度下降，会使心、脑、肾等重要器官的血流量减少，从而发生功能障碍，甚至可能引发心肌梗死等严重并发症。

老年人降压尤其要注意这种情形，这是因为老年人体内的压力感受器不敏感，对血压快速下降的代偿能力较差，对低血压的耐受性也较差，容易造成血量灌注不足而发病。因此，高血压患者在积极治疗的同时，也要注意平稳降压，不宜过快。通常，舒张压降到 100～107 毫米汞柱时，收缩压只能降 1/5～1/4。舒张压较低、脉压较高者更应慎用降压药。高血压患者在用降压药治疗时，应随时注意血压变化，并密切注意患者的心脏功能状况，最好定期作心电图检查，以防止心肌梗死引起心源性休克。

怎样确定降压药的"维持量"

根据病情的需要，短时间内服用一定量的药物，然后减量至可控制症状或继续治疗作用的剂量，称为维持量疗法。

高血压患者服用降压药物治疗时，应先从小剂量开始，服用一段时间（约 1 周）后，如果血压控制得不够理想，可以考虑两种降压药物联合使用。对于大多数患者来讲，同时服用两种降压药物就能够将血压控制在理想水平上。当血压降到理想水平后，再经过 1～2 个月的稳定期，就可以逐步减少第 2 种药物的剂量，直到可以用"最小剂量"的降压药将血压维持在理想水平上为止。这个"最小剂量"就叫维持量。患者必须按维持量长期坚持用药，不可随意停用，否则会导致病情出现反复。

为什么一定要坚持长期用药

高血压病是一种慢性病，其病程往往比较长。一般说来，Ⅱ、Ⅲ期高血压很难治愈，患者不可停药，即使在治疗期间血压降到了正常水平，那也只是药物维持的结果，并不代表高血压已经痊愈。

导致很多患者病情反复的重要原因就是不遵医嘱服药。比如，有的患者服用降压药治疗，当血压正常后就自行停药，几天后血压又升高了，于是又开始服药。这种间断服药的方法不仅达不到治疗的目的，反而可能出现血压"反跳"现象，即停药后血压将升得更高，甚至可能超过治疗前的水平。如果"反跳"过高，很容易诱发高血压脑病、脑出血等严重并发症。因此，高血压的治疗是一个长期过程，患者应在医师的指导下科学用药、长期用药。

为什么清晨醒后服药效果最佳

过去治疗高血压的服药方法是每日服 3 次，现在则提倡每天清晨醒后一次性服药。这比传统服药所用的药量少一半，但效果却比传统服药方法好得多。

生理学研究表明，高血压患者的血压在清晨醒后变化最大，可在几分钟之内上升 10～30 毫米汞柱；中午以后，血压逐渐下降；晚上睡眠以后，血压进一步下降。传统的服药方法没有考虑患者血压的变化规律，而是一味地降低血压，对早晨血压的控制很不理想，却会导致下午和夜间血压偏低，容易诱发缺血性脑卒中，即脑血栓。新的服药方法可有效防止清醒后血压的剧烈波动，使血压处于比较平稳的状态，同时能够使下午和夜间的血压不至于过低，防止脑卒中的发生。

降压药为什么不宜睡前服用

正常人的血压并非一成不变，由于人体内"生物钟"的作用，血压在一天之中会有规律性地波动，即白天升高，晚上降低，尤其是入睡后，血压降得更低。临床观察发现，人入睡后，其血压可下降 20％ 左右，且以睡后 2 小时降压最为明显。

因此，高血压患者若在临睡前服用降压药物，由于药物发生效力通常也是在 2 小时后，正好与人在睡眠时血压下降的高峰期重叠，两者的降压效果累加，就会使血压大幅度下降，使心、脑、肾等重要器官发生供血不足，容易发生脑血栓等并发症。因此，高血压患者在药物治疗时必须听从医嘱，一般禁止在临睡前 2 小时内服用降压药，以免发生意外。

怎样才能减少用药剂量

高血压虽然是一种疾病，但生活调节在其治疗过程中占有非常重要的地位，一些不良的生活方式、不当的饮食习惯都可能导致血压升高。通过合理的生活调节，血压往往能恢复到正常水平，有助于减少用药剂量，从而减轻药物不良反应对身体的伤害。大量研究表明，作息规律、科学调节饮食的高血压患者不但服药量少，血压也控制得更好。因此，养成良好的生活习惯和饮食习惯，尽量减少用药种类和剂量，是高血压患者的首选治疗方法。

伴有哪些疾病时要慎服降压药

（1）伴有糖尿病、高脂血症、高尿酸血症或痛风时，不宜选用噻嗪类利尿剂或含此类药物的复方制剂，如珍菊降压片、开富特、复方降压片等，也不宜选用大剂量 α 受体阻滞剂，如美托洛尔（倍他洛克）、阿替洛尔等，以免影响糖脂代谢。

（2）当高血压合并 Ⅱ 度或 Ⅱ 度以上房室传导阻滞时，禁用 β - 受体阻滞剂和维拉帕米（异搏定）、地尔硫䓬（恬尔心）。

（3）老年人心率较快时（每分钟大于 110 次），不可选用短效二氢吡啶类降压药，如硝苯地平，否则可诱发心绞痛或心肌梗死。

（4）伴有便秘、抑郁或直立性低血压者，不可选用可乐定。

（5）伴有抑郁症的患者，不宜使用利血平及含此类药物的复方制剂，如复方降压片。

哪些药物可促使血压升高

由于药物本身的药理、毒理作用以及用药方法不当所引起的高血压，称为医源性高血压，属于继发性高血压的一种类型。因此，高血压患者，特别是并发有心血管疾病的患者，非常有必要了解基本的用药常识。

医学研究表明，长期使用生理盐水、血浆制品、抗生素钠盐，服用非类固醇消炎药如吲哚美辛（消炎痛）、吡罗昔康（炎痛喜康）、布洛芬等，可引起高血压或加重已有的高血压。口服避孕药、肾上腺皮质激素、酒精、中药甘草制剂等，也会通过增加细胞外液使血压升高。另外，呋喃唑酮（痢特灵）、甲硝唑（灭滴灵）、红霉素等，也有引起高血压的不良反应。有专家认为，凡是会损伤肾功能的药物，都有升高血压的不良反应，对老年人、儿童等肾功能不全者更为有害，因此，那些久病成"医"的人在自行购药时须慎重对待，切勿滥用药物。

除了上述药物之外，一些富含酪胺的食物也与血压升高有关联，尤其是在服用呋喃唑酮（痢特灵）等单胺氧化酶抑制剂时，应忌食富含酪胺的食物，如奶酪等。

血压骤然升高时怎样用药

高血压虽说是一种常见疾病，但它的病因复杂，患者个体差异大，因此在治疗时必须因人而异，对症下药。

情绪的起伏易影响高血压病情，患者在情绪激动、外伤等情况下血压可能骤然升高，这种情况非常危险，容易导致严重后果。此时，必须采取应急措施来控制血压。在以前，紧急降压一般都是用静脉注射，然而这种方法不但不适合家庭使用，而且效果也不是十分理想。

近几年，已有许多快速降压药投放市场，而且使用方便，只须将药物放在舌下含化便能起到快速降压的效果。比如舌下含服硝苯地平（心痛定）10毫克，2小时收缩压就能下降40毫米汞柱，舒张压可下降15毫米汞柱。因此，高血压患者必须常备此类药物，一旦出现血压突然升高的情况，可立即服用控制病情，待血压恢复正常后，再及时就医，找出血压突然升高的原因，对症治疗。

为什么不能仅凭说明书就自己买药服用

高血压的病因很多，因而临床治疗方法也不尽相同，每个患者之间又存在着个体差异，对药物的适应性、反应性、耐受能力都不相同；而药物的说明书却是一样的，单纯按照说明书来用药，属于无差别治疗，完全体现不出"个体化"的用药原则。一项调查显示，凡是凭经验购药、凭说明书服药的患者，有40%没能取得明显效果，这些人在听从医嘱更换药物后，病情才逐步得到了控制。因此，高血压患者切勿自以为是、自医自疗，这对病情的好转有百害而无一利。

"降压仪器"为什么不能代替降压药物

近几年来，市面上出现了许多所谓的"降压仪器"，如"降压鞋""降压仪"等等。各大厂家把这些"高科技产品"吹得天花乱坠,片面地夸大了其所谓的降压作用。实际上,这些产品的降压效果并不理想;有的产品除了不良反应之外没有任何疗效。因此,高血压患者切勿病急乱投医,听信奸商的花言巧语,一旦上当受骗,买了这些产品而舍弃了药物治疗,将会给自己的身体带来极大的损害。

服用阿司匹林应注意哪些问题

阿司匹林是一种常见的解热镇痛药物,以前主要用于感冒、发热、头痛等症。近年来研究发现,阿司匹林还有阻止血小板凝集的作用,可有效预防血栓导致的脑梗死、心肌梗死。但阿司匹林的不良反应也很大,可能导致原来患有出血性疾病的患者血流不止,外伤患者止血困难,还会刺激胃黏膜导致溃疡,甚至大出血。因此,服用阿司匹林的高血压患者应注意以下疾病:

(1)患过脑出血或近期内做过心脏、颅内手术者禁用。

(2)患有十二指肠溃疡或肝硬化、食管静脉曲张者禁用。

(3)平时有牙龈或皮肤经常出血者、对阿司匹林过敏者、有哮喘病史者慎用。

(4)用肠溶片代替普通阿司匹林,服用时剂量宜小,每日1次,每次25毫克,饭后服用即可,忌空腹服用。

(5)凡长期服用阿司匹林者,应定期复查血小板;有消化系统问题者,应进行大便潜血试验,以便及时发现问题,及时治疗。

老年糖尿病

临床上以高血糖为主要特点，典型病例可出现多尿、多饮、多食、消瘦等表现，即"三多一少"症状。

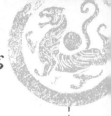

糖尿病及老年糖尿病常识

糖尿病

什么是糖尿病

糖尿病是由遗传因素、免疫功能紊乱、微生物感染及其毒素、自由基毒素、精神因素等各种致病因子作用于机体，导致胰岛功能减退、胰岛素抵抗等，引发的糖、蛋白质、脂肪、水和电解质等一系列代谢紊乱综合征，医学上称之为糖尿病。临床上以高血糖为主要特点，典型病例可出现多尿、多饮、多食、消瘦等表现，即"三多一少"症状。

（1）多食现象。由于糖尿病患者大量尿糖丢失（每日可失糖 500 克以上），机体会处于半饥饿状态，能量缺乏就需补充，进而引起食欲亢进，食量增加的现

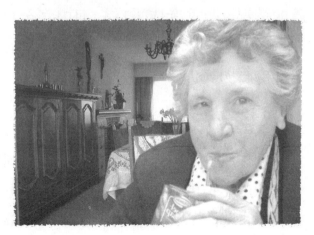

象。同时又因高血糖刺激胰岛素分泌，因而患者易产生饥饿感，食欲亢进，老有吃不饱的感觉，甚至每天要吃五六次饭，主食量可达 1 ~ 1.5 千克，副食也比正常人明显增多。即便是这样，仍不能满足食欲。

（2）多饮现象。多饮是由于多尿，体内水分丢失过多，发生细胞内脱水，刺激口渴中枢，出现饮水量和饮水次数都有所增多现象。排尿越多，饮水就越多，形成正比关系。

（3）多尿现象。糖尿病人特点之一就是尿量增多，每昼夜尿量可达 3000 ~ 5000 毫升，最高可达 10000 毫升以上。1 ~ 2 小时就可能小便 1 次，有的患者甚至每昼夜可达 30 余次。这是由于糖尿病患者血糖浓度增高，不能被体内充分利用，特别是肾小球滤出而不能完全被肾小管重新吸收，以致形成渗透性利尿，出现多尿。一般来说，血糖越高，排出的尿糖就越多，尿量也越多。

（4）体重减少现象。这是由于患者体内胰岛素不足，机体不能充分利用葡萄糖，使脂肪和蛋白质分解加速来补充能量和热量。其结果使体内碳水化合物、脂肪及蛋白质被大量消耗，再加上水分的丢失，于是就发生患者体重减轻、形体消瘦的情况，严重者体重在短期内甚至可下降数千克，以致疲乏无力，精神不振。通常，病程越长，血糖越高，病情越重，消瘦也就越明显。

糖尿病形成的病理原因是什么

糖尿病的病因十分复杂，但归根到底是由胰岛素绝对及相对缺乏，或胰岛素抵抗引起的。因此，在 β 细胞产生胰岛素、血液循环系统运送胰岛素以及靶细胞接受胰岛素并发挥生理作用这 3 个步骤中,如果任何一个环节发生问题,均可引起糖尿病。

(1)胰岛 β 细胞水平。由于胰岛素基因突变,β 细胞合成变异胰岛素,或 β 细胞合成的胰岛素结构发生变化,不能被蛋白酶水解,均可导致 2 型糖尿病。而如果 β 细胞遭到自身免疫反应或化学物质破坏,细胞数减少,合成胰岛素很少或根本不能合成胰岛素,则会出现 1 型糖尿病。

(2)血液运送水平。血液中抗胰岛素物质增加,可引起糖尿病。这些对抗性物质可以是胰岛素受体抗体,受体与其结合后,不能与胰岛素结合,因而胰岛素不能发挥生理作用。激素类物质也可对抗胰岛素的作用,如儿茶酚胺。皮质醇在血液中的浓度升高时,也可导致血糖升高。

(3)靶细胞水平。受体数量减少或受体与胰岛素亲和力降低以及受体的缺陷,均可引起胰岛素抵抗以及代偿性高胰岛素血症,最终使 β 细胞逐渐衰竭,血浆胰岛素水平下降。胰岛素抵抗在 2 型糖尿病的发病机制中占有重要地位。

糖尿病常见感染有哪些

由于糖尿病患者免疫功能降低,面部皮肤毛囊和皮脂腺很容易发生感染。一旦颌面部发生疖痈,尤其是发生在鼻子周围、上唇部位这一"危险三角区",最容易引起全身感染、脓毒败血症等,严重者会发生海绵窦血栓甚至颅内感染。常见的继发性感染如下:

(1)皮肤化脓性感染,如疖、痈、蜂窝织炎和下肢溃疡等。

(2)四肢的真菌感染,如手足癣、足坏疽合并感染等。

(3)泌尿系统感染,如膀胱炎、肾盂肾炎等。

（4）呼吸道感染，如肺炎、慢性支气管炎、肺结核等。

（5）口腔感染，如牙周炎等。

糖尿病并发症是患者血糖控制不佳的结果，这是造成糖尿病患者日后致残、生活质量下降的主要因素。

糖尿病可产生哪些危害

目前，糖尿病对人类的最大健康危害是在动脉硬化及微血管病变基础上产生的多种慢性并发症，如糖尿病性心脏病、糖尿病性肢端坏疽、糖尿病性脑血管病、糖尿病性肾病、糖尿病性视网膜病变及神经病变等。据专家统计，糖尿病人群中失明者比正常人群中多 10 ~ 25 倍，目前糖尿病性视网膜病变已成为四大主要致盲疾病之一；糖尿病人群中坏疽和截肢者比正常人群中多 20 倍；糖尿病患者较非糖尿病者心血管系统发病率与病死率高 2 ~ 3 倍；糖尿病性肾病导致肾衰竭者比单纯肾病导致肾衰竭者多 17 倍。总之，糖尿病及其慢性并发症对人类健康的危害是十分严重的，已经引起了世界医学界的高度重视。

老年性糖尿病

老年糖尿病主要有哪几种类型

一般来说，老年糖尿病可有以下几种类型，即：1 型糖尿病、2 型糖尿病、其它特殊类型糖尿病。

1.1 型糖尿病

此型糖尿病的特点是，患者体内只能产生少量或者不能产生胰岛素。虽然这类糖尿病可以发生于任何年龄段,但多见于儿童和青年人群中。在我国老年糖尿病患者中,此型只占一小部分。由于这类糖尿病患者必须用胰岛素治疗,因此又称胰岛素依赖型糖尿病。

2.2 型糖尿病

此型糖尿的特点是,病患者体内不能分泌足量的胰岛素以满足身体的需要,或产生的胰岛素不能有效地发挥作用,从而导致血糖升高,久而久之,会出现一系列并发症,如眼睛、肾脏、心脏和大血管病变等。这类患者约占我国糖尿病总人数的 95%,由于它多发于中老年人群中,因此又称为成年发病型糖尿病。

3. 特殊类型糖尿病

特殊类型的糖尿病,主要是指基因缺陷、其他内分泌疾病、不当使用药物及化学品、感染妊娠等原因所引起的各种糖尿病。

老年人群糖尿病为什么发病率高

老年糖尿病的发病率要比中青年高 2 倍,其原因是:

(1)胰腺随年龄增高而逐渐老化,胰腺动脉硬化或胰腺的 β 细胞功能降低,胰岛素的分泌量减少;且老年胰岛 β 细胞分泌出来的胰岛素原(即前胰岛素)比例增多,但其活性只有胰岛素的 l/10。

(2)随着营养的改善,老年肥胖者尤其是腹型肥胖逐渐增多,肥大的脂肪细胞膜上单位面积的胰岛素受体相对减少,或其与胰岛素结合的亲和力降低,导致机体对胰岛素的敏感性大大降低。

（3）老年人新陈代谢减慢，碳水化合物代谢也减慢；饮食中碳水化合物摄入后消耗量减少，致糖耐量减退；另一方面也可能食入过多，转变成脂肪储存下来。

（4）体力活动减少，也可致糖耐量减退和胰岛素的敏感性降低。

（5）人体组织改变：自 25 岁至 75 岁，肌肉逐渐由占人体的 47% 减至 36%，脂肪则从 20% 增加至 36%，故使体内储存糖的组织减少，致葡萄糖被肌肉摄取、储存与代谢减少。

（6）抗胰岛素的激素，如胰升糖激素等在老年人中分泌增多。

（7）心理状态的变化及社会、家庭等应激因素，亦可能使老年人发生糖尿病。同时随着机体的老化，糖尿病的遗传因素的显性率增高，也是易发生糖尿病的原因之一。

哪些老年人应警惕糖尿病的发生

（1）家族中尤其是父母、同胞兄妹等直系亲属（指一级直系亲属）中，有人患有糖尿病者。

（2）50 岁以上体态肥胖、缺乏锻炼者。

（3）患有冠心病、高血压病、高血脂，或出现四肢麻木、下肢溃烂等症状者。

（4）经历应激状态者。应激是指在某些因素（如精神紧张、创伤、感染、休克、手术和心肌梗死等）对人体施加压力时，人体产生的抵抗现象。应激时，人体内对抗胰岛素的激素分泌会增加，致使血糖增高、尿糖增多。

老年糖尿病的诊疗与预防

糖尿病的检测和医学诊断

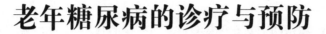

通过哪些症状可自我判断是否患上糖尿病

在发展至重度糖尿病前，患者通常会出现一些早期症状。如果出现以下症状就要引起警惕：

（1）短期内体重减轻或身体消瘦而又无明显原因，尤其是体重突然明显减轻的肥胖者，最好立即检测血糖或进行糖耐量试验，以判定是否患有糖尿病或糖耐量降低。

（2）肢体出现溃疡或皮肤反复出现疮疖痈肿，经治疗效果不佳时，就应进行血糖检测，以确定是否为糖尿病引起的皮肤病变。

（3）在餐前经常出现乏力、心慌、颤抖、多汗、饥饿感明显等症状，且无明显原因者，应进行血糖检测，以诊断是否为高血糖后的低血糖反应。

（4）在无明显原因的情况下，出现视力下降、视物模糊、双目干涩者，应积极检查眼底和血糖，以确定是否为糖尿病性眼底病变。

（5）女性外阴部皮肤瘙痒且反复发作，或有尿频、尿急、尿痛症状，经妇科治疗或抗感染治疗后效果不明显者，也应检测血糖，以明确是否为糖尿病阴道炎或糖尿病并发泌尿系统感染。

（6）在不明原因的情况下，男子阳痿、性欲减退，女子闭经或月经紊乱且经治疗效果不佳者，应进行血糖检测，以确定是否为糖尿病所致。

（7）对于有以下病史、症状、体征者，要经常检测血糖或糖耐量，以明确是否患有糖尿病或糖耐量降低：

①有糖尿病家族史，年龄已超过 40 岁，身体又呈中度以上肥胖者；

②有分娩巨大婴儿（婴儿体重超过 4 千克）病史者；

③有妊娠并发症者，如多次流产、妊娠中毒症、胎死宫内，特别是婴儿先天性畸形以及胎儿尸检时发现有胰岛增生或胰岛炎症；

④有胰腺手术或外伤史，或有反复发作的慢性胰腺炎及肝炎、肝硬化者；

⑤有内分泌系统疾病，特别是功能亢进的内分泌疾病，如甲状腺功能亢进者；

⑥有长期使用皮质激素类药物史或高糖饮食史，体形又偏于肥胖。

糖尿病病情是依据什么来确定的

（1）轻型糖尿病。轻型糖尿病多见于 2 型糖尿病，主要是指患者体内胰岛素分泌功能没有完全丧失，胰腺分泌胰岛素只是相对不足，患者用饮食疗法或口服降血糖药物就可控制病情。

（2）重型糖尿病。重型糖尿病多见于1型糖尿病人群中，检测时发现患者胰岛功能趋于衰竭，胰腺分泌完全不足或基本丧失，必须用合成胰岛素替代治疗。患者对胰岛素敏感，停药后病情就会迅速恶化，在24~48小时内即会发生酮症酸中毒。

（3）病情不稳定型糖尿病。体内血糖波动较大，低血糖现象频繁发生，对胰岛素及影响病情的各种因素十分敏感，常在严重低血糖后出现高血糖，即苏木杰反应，并且极易出现酮症酸中毒。

诊断糖尿病应注意哪些问题

（1）在无高血糖时，一次血糖值达到糖尿病诊断标准者，必须在另一日复测核实。如复测未达到糖尿病诊断标准，必须在随访中复测，以明确病症。

（2）精神紧张、感染、创伤、手术、休克、心肌梗死等应激因素，可使体内对抗胰岛素的激素分泌增加，从而出现暂时性血糖增高、尿糖增多症状，不能依此诊断为糖尿病，要在应激过后进行复测。

对糖尿病的诊断常用哪些检测方法

（1）尿糖检测。尿糖检测是发现糖尿病的最简单、最常用的方法，但仅可作为糖尿病的诊断参考，不能根据尿糖阳性或阴性来确诊糖尿病。

（2）血糖检测。血糖检测包括空腹和餐后2小时血糖检测，其中空腹血糖检测是诊断糖尿病最可靠的方法。

老年常见病的治疗与调养

（3）糖耐量试验。糖耐量试验对糖尿病的诊断颇具价值。空腹血糖升高或可疑升高，以及餐后两小时血糖可疑升高等糖尿病疑似患者，都要依赖糖耐量试验才能作出最后诊断。

尿糖检测的标准是什么

进行尿糖检测时，以用尿糖试纸法最为方便，只要将试纸在尿液中蘸一下立即取出，在 1 分钟内将变色的试纸与比色板比较，即可得出尿糖的定性结果。

正常人可排泻出微量葡萄糖，但 24 小时内排出的尿糖不会超过 100 毫克，所以一般化验结果呈阴性。如 24 小时内尿糖定量超过 150 毫克即为糖尿，尿糖定性检查多为阳性，多提示患有糖尿病；如果 24 小时内尿糖量超过 1000 毫克，则为糖尿病的概率非常高，应进一步检测血糖以明确诊断。

为什么要做空腹血糖测量

人体的血糖有一定的波动范围，血糖的波动主要受饮食、运动、情绪等因素的影响。因此，不同时间的血糖含量具有不同的含义。患者在空腹状态下血液中的葡萄糖含量，可反应基础情况下的水平。一般来说，尿糖阳性或尿糖虽阴性但有高度怀疑的患者，均要做空腹血糖测定。

正常人空腹血糖值一般为 3.9～6.1 毫摩／升。如果空腹血糖值大于或等于 7.0 毫摩／升，且经过两次重复测定结果相同，即可诊断为糖尿病。需要注意的是，轻型或早期糖尿病，尤其是在饥饿状态下，空腹血糖可表现正常，只是餐后血糖超过正常指标。因此，对空腹血糖正常者，也不可轻易排除此病。对于可疑病例，应连续数次检测空腹血糖，或进行餐后

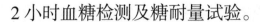

2 小时血糖检测及糖耐量试验。

餐后两小时血糖检测的必要性在哪里

临床上，有不少患者的空腹血糖指标正常或接近正常水平，达不到诊断为糖尿病的标准；但检测餐后两小时血糖，则显著高于正常指标。如果餐后 2 小时血糖超过 11.1 毫摩 / 升，则可诊断为糖尿病。如果达不到此标准，而又超过正常值，则要进一步做糖耐量试验。

需要注意的是，有些患者餐后血糖值高峰并不在 2 小时，而是在 1 小时左右，到 2 小时的时候血糖值已下降，这样的患者易被漏诊。因此，对餐后血糖可疑升高的患者，宜在餐后 1 小时和 2 小时各抽血一次，或直接进行糖耐量试验。

什么是糖耐量试验

正常人每餐的饭量虽然多少不一，但饭后最高血糖总会稳定在 9.98 毫摩 / 升（180 毫克 / 分升）以下，2 小时后则恢复到 7.77 毫摩 / 升（140 毫克 / 分升）以下。人体全天血糖含量会随进食、活动等情况时有波动，只有空腹时的血糖水平较为恒定。这是因为人体内胰岛素的分泌会随着机体生理需要，自动进行调节。由此说明，人体对葡萄糖有很强的耐受能力，医学上称之为人体正常糖耐量。临床通常采用口服或静脉注射的方法给人体内输入一定量的葡萄糖，以检查患者的胰岛功能是否正常，即称之为葡萄糖耐量试验。

怎样进行糖耐量试验

糖耐量的试验方法是，先测定检查者早晨空腹血糖的含量,接着食入葡萄糖 100 克或静脉推注 50% 葡萄糖 50 毫升,然后隔半小时、1 小时、2 小时及 3 小时分别测定血糖含量,同时收集尿液检查尿糖,并以时间为横坐标,血糖浓度为纵坐标,绘成曲线称为耐糖曲线。

空腹血糖偏高者怎样做糖耐量试验

空腹血糖偏高但尚在正常范围内而疑为糖尿病者,应做口服葡萄糖耐量试验。其方法是:空腹抽血后立即进食 75 克葡萄糖(或标准馒头 2 个),进食后 1 小时、2 小时、3 小时分别抽血检测血糖。正常人服葡萄糖后几乎全部被肠道吸收,使血糖迅速上升,服葡萄糖后 30 ~ 60 分钟血浆血糖浓度达到高峰,但血糖最高值一般不超过 11.1 毫摩 / 升,此后血糖将迅速下降,在 1.5 ~ 2 小时下降至接近正常水平。如果餐后血糖高于 11.1 毫摩 / 升,可诊断为糖尿病。临床上,如患者出现胃肠功能紊乱,影响吸收,可做静脉葡萄糖耐量试验。

糖耐量减低是否就意味着患有糖尿病

这并不是绝对的,但糖耐量异常者,要比正常人更易发生糖尿病,此类患者就应引起高度警惕。必要时可重复检查并配合其他实验室检查作出明确诊断。

检测血胰岛素有什么用

血胰岛素检测主要用于测定糖尿病患者是绝对缺乏还是相对缺乏胰岛素。

血胰岛素检测方法适用于未使用胰岛素治疗的患者。具体操作是:

在空腹或餐后 1 小时和 2 小时分别抽血进行测定。正常情况下空腹胰岛素水平应该为 3.9~6.1 毫摩/升，而餐后水平应比空腹高出 4~5 倍。如果患者的胰岛素水平明显降低，即为胰岛素绝对缺乏，这种情况多见于 1 型糖尿病患者；如果胰岛素水平并没有明显降低，而血糖仍高，即为胰岛素相对缺乏。胰岛素相对缺乏，是由于胰岛素发挥作用的环节出现故障所致，这种情况常见于 2 型糖尿病患者。

血清C-肽检测及作用是什么

当患者接受外来胰岛素治疗时，血胰岛素水平会受到注射胰岛素的影响，这时再利用血胰岛素检测已很难测定机体产生胰岛素的能力。而通过血清 C-肽检测，就能准确地反映出机体产生胰岛素的能力，而不受外来胰岛素的影响。检测方法与检测血胰岛素方法相同。

检测糖化血红蛋白重要性在哪里

正常人的糖化血红蛋白为 3%~7%，平均为 6%。如果高于 7%，表示 4 周以前血糖高于正常；若高于 11.5%，表示患者近期内存在着持续性高血糖。糖化血红蛋白增高还可出现在有糖尿病肾病、动脉硬化等慢性合并症的患者中。因此，临床上常用糖化血红蛋白的检测来了解糖尿病患者近 4~8 周内的血糖控制情况和糖尿病并发症的进展状况。

糖化血红蛋白（HbA1c）是血中葡萄糖与红细胞的血红蛋白经过缓慢而不可逆的非酶促反应结合而成的产物，它的多少与血中葡萄糖含量的高低成正比关系。因此，测定糖化血红蛋白含量的多少，可以间接反映血糖浓度的改变，并可反映机体一段时间内糖代谢的状态。

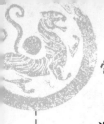

为什么血糖检测不能取代糖化血红蛋白检测

血糖测定只能反映当时血糖水平,而糖化血红蛋白是经过缓慢不可逆的非酶促反应而成,不随进食和血糖的变化而变化,可以反映出患者在抽血化验前5~8周内的血糖平均水平。此外,糖化血红蛋白的增高,可促进糖尿病慢性并发症的形成。因此,检测患者糖化血红蛋白还有助于诊断糖尿病慢性并发症。

经常做尿酮体检测有什么必要

酮体是脂肪代谢的产物,包括乙酰乙酸、β-羟丁酸和丙酮。机体患糖尿病时,由于糖代谢紊乱加重,细胞不能充分地利用葡萄糖来补充能量,只有利用脂肪。脂肪分解加速产生大量脂肪酸,超出机体利用的能力而转化为酮体;当酮体超出了肝外组织的氧化能力时,将会使血液和尿液中的酮体增高,诱发酮症。酮症是糖尿病严重的急性合并症,如果糖尿病患者出现并发感染、创伤等情况,常可诱发酮症酸中毒,产生食欲减退、恶心、呕吐、腹痛等症状,进而导致昏迷乃至死亡。糖尿病患者经常检查尿酮体,可及早发现酮症。此时如积极采取输液、加用胰岛素等治疗措施,可防止病情恶化。

糖尿病患者的自我检测

做好病情观测记录有什么好处

做好每天的病情观测记录,能够详实、准确地了解患者在日常生活中的病情变化，对改进治疗方法，增强治疗效果具有十分重要的意义。

病情观测记录的内容至少应包括日期、进食量、饮食分配情况、尿量及尿糖情况、空腹血糖水平、尿酮体水平、糖化血红蛋白水平、口服药或胰岛素使用情况、备注等。备注上可注明特殊饮食、生病情况、睡眠情况、运动量、情绪波动、月经情况、有无低血糖症发生等。看病时将这些记录提供给医师，可以作为调整饮食、运动，特别是调整治疗方案的依据。患者本人也可以根据病情观测记录分析自己的病情变化，总结有益于控制病情的经验，以便更好地控制糖尿病，延缓或避免糖尿病急、慢性并发症的发生。

怎样留取尿液标本

糖尿病患者经常要检查尿糖，因此应学会正确留取尿液标本的方法：

（1）取清晨第 1 次尿液为好，因为早晨的尿液较浓，尿量和成分相对稳定，可以比较前后结果。

（2）如果检查空腹尿液，必须是早餐前的第 1 次小便。如果检查尿糖、蛋白质、尿胆原等，最好是收集饭后 2~3 小时排出的小便。

（3）采集尿液时，要舍去开始排出的一段，然后留取约 20 毫升。

（4）女性患者在留小便标本时，要先洗净外阴部，避免阴道分泌物或白带影响化验结果。女性月经期，暂停尿液检查。

（5）采集小便后，应立即送去检查。如果放置时间长，尿内蛋白质变性，红细胞破坏会影响检查结果。夏天不要超过

老年常见病的治疗与调养

10 分钟,冬季也不要超过半小时。

怎样用酮体试纸检测尿酮体

酮体试纸法具有操作方便的特点,是尿酮检测的常用方法。

操作方法:将尿酮体试纸浸入尿液中,约 1 秒钟后取出,2 分钟后观察试纸颜色变化,并与标准色板对照,即可得出检查结果。

判断结果:呈淡黄色,表示尿中无酮体;呈深黄色,为 1 个加号(+),表示尿中含酮体 0 ~ 15 毫克/100 毫升;呈淡紫色,为 2 个加号(+ +),表示尿中含酮体 15 ~ 40 毫克/100 毫升;呈紫色,为 3 个加号(+ + +),表示尿中含酮体 40 ~ 80 毫克/100 毫升;呈深紫色,为 4 个加号(+ + + +),表示尿中含酮体 80 ~ 100 毫克/100 毫升。

试纸取出后,迅速盖紧瓶盖,保存在阴凉干燥处,以防其失去活性。

怎样用酮体粉检测尿酮体

酮体粉由亚硝基铁氰化钠 1 克、无水碳酸钠 20 克、硫酸铵 40 克 3 种成分组成,为粉状混合物。

操作方法:取酮体粉 1 小匙,放入带凹槽的磁板中,加新鲜尿液 3 ~ 4 滴,以浸湿粉末为度,1 ~ 2 分钟后观察颜色变化。

判断结果:根据反应后颜色的变化作出判断。颜色不变为阴性;呈淡紫色为弱阳性;如果迅速变成深紫色,为强阳性。

怎样使用尿糖试纸

由于尿糖试纸具有快速、方便、廉价的优点,现在已被广大糖尿病患者所采用。通过尿糖试纸检查,可自我掌握尿糖变化情况,有助于控制病情发展。

操作方法:首先将尿糖试纸浸入尿液中,湿透约1秒钟后取出,在1分钟内观察试纸的颜色,并与标准色板对照,即能得出测定结果。

判断结果:根据尿中含糖量的多少,试纸会呈现出深浅度不同的颜色变化。因试纸的颜色变化各异,故得出的化验结果也不一样,有阴性和阳性之分。如试纸呈蓝色,符号为(－),说明尿中无糖,代表阴性结果;呈绿色,为1个加号(＋),说明尿中含糖0.3%～0.5%;呈黄绿色,为2个加号(＋＋),尿中含糖0.5%～1.0%;呈橘黄色,为3个加号(＋＋＋),尿中含糖1%～2%;呈砖红色,为4个加号(＋＋＋＋)或以上,尿中含糖2%以上。

使用试纸时,需把一次所需要的试纸全部取出,然后盖紧瓶塞,保存在阴凉干燥处。

血糖试纸怎样保存

(1)试纸应于干燥、避光处密封保存。

(2)试纸筒盖内的干燥剂能使试纸保持干燥,每次取出试纸后要立即盖紧筒盖,以免试纸受潮,也可避免干燥剂因暴露在空气中而失效。

(3)保证未用的试纸始终储存在原装筒内,不要将未用过的试纸分装在旧筒或其他容器内,也不要将已用过的试纸混装在现用的试纸筒内。

（4）注意试纸的有效期,确保在有效期内用完。

检测血糖时要注意哪些问题

（1）注射胰岛素和促胰岛素分泌剂的患者应每日检测血糖 1～4 次。

（2）1 型糖尿病患者应每日至少检测血糖 3～4 次。

（3）并发其他疾病期间或血糖超过 16.7 毫摩／升时,应测定血、尿酮体。

（4）血糖控制差或病情不稳定的患者以及患上其他急性病患者应每天检测,直到血糖得到良好的控制。

（5）血糖控制良好或病情稳定的患者应每周检测 1 天或 2 天。

（6）血糖持续稳定者检测的次数可相应减少。

自己检测血糖时应怎样采血

（1）彻底清洗和干燥双手。

（2）温暖并按摩手指以增加血液循环。

（3）让手臂自然下垂片刻,使血液流至指尖。

（4）用拇指顶紧要采血的指间关节,再用采血笔在指尖一侧刺破皮肤。

（5）刺破皮肤后勿用力挤压,以免组织液混入血样,造成检测结果偏差。

（6）血糖仪的保存温度通常为 -40℃～70℃,温度不宜过高,以免损坏;相对湿度应在 85% 以下。应避免将血糖仪存放在电磁场（如移动电话、微波炉等）附近。

采血针为什么不能反复使用

已经使用过的采血针,其针尖会随着使用次数的增加而越来越钝。不再锋利的针尖会增加患者在采血时的疼痛感。更为重要的是,使用过的采血针上容易繁殖细菌,直接危害患者的健康。因此,血糖检测完毕后,应立即丢弃使用过的采血针。

怎样看血糖仪检测结果

糖尿病患者与正常人一样,血糖水平除受身体状况和自身激素变化的影响外,还受情绪、饮食、运动及药物等因素的影响,一天中血糖值都在不断变化,因此每次测得的血糖值都有差异。如果对测试结果有疑问,可在同一时间连续测2~3次,如结果相差大,应回顾测试步骤是否正确、试纸是否过期。血糖特别不稳定者,应及时寻求医务人员的指导,科学地进行血糖自我检测。

下午检测血糖弊端在哪里

医师会在一天内的不同时间里检查糖尿病患者禁食期间的血糖水平,以核实早晨与下午检查结果是否相同。目前判断糖尿病的标准是,血糖水平达到或超过7.0毫摩/升即为糖尿病,但这一标准只适用于患者清晨血液样品的检查结果。有研究发现,人体早晨的血糖水平明显高于下午,患有糖尿病的人如果在下午进行检查,很可能被误诊为是健康人。因此,不宜在下午检测血糖。如果需要在下午作血糖检查,应把判断糖尿病的血糖标准下调至0.67毫摩/升。

对糖尿病患者的日常监护

如何预防糖尿病患者高渗性昏迷

糖尿病高渗性昏迷是一种常发生在老年 2 型糖尿病患者中的急性并发症。主要表现为恶心、呕吐、厌食、疲倦、心跳加快,很容易发生昏迷。一旦发病,并发症多,病死率高达40%。此症即使诊断及时,治疗积极,病死率仍很高,因此积极预防极为重要。具体措施如下:

(1)早期发现与严格控制糖尿病。

(2)防治感染、应激、高热、胃肠失水、灼伤等多种情况,以免发生高渗状态。

(3)注意避免使用使血糖升高的药物,如利尿剂、糖皮质激素、普萘洛尔等;注意患者在进行各种脱水疗法、高营养流汁、腹膜及血液透析时的失水状况。

(4)对中年以上患者,无论是否有糖尿病史,如有以下情况时,就应警惕本症的发生,立即进行实验室检查:

①有进行性意识障碍和明显脱水表现者。

②有中枢神经系统症状和体征,如癫痫样抽搐和病理反射呈阳性者。

③在感染、心肌梗死、手术等应激情况下出现多尿者。

④在大量摄取糖或应用某些引起血糖升高的药物后,出现多尿和意识异常者。

⑤有水摄入量不足或失水病史者。

怎样防止糖尿病患者出现低血糖现象

在糖尿病的治疗过程中，患者常常因各种原因而出现低血糖反应。低血糖反应会减少脑细胞的供能，导致脑细胞坏死与软化，如持续低血糖昏迷超过 6 小时，脑损伤即不可逆转；同时，低血糖反应还会减少心脏的供能与供氧，易诱发心律失常和急性心肌梗死。因此，应极积采取措施防治糖尿病患者出现低血糖现象，具体措施如下：

（1）采用少食多餐的进餐方法，选择低糖、高蛋白的食物，能有效减少低血糖反应。

（2）根据血糖水平及时调整胰岛素剂量。使用混合胰岛素时，注意短效与长效胰岛素的调配比例。

（3）经常变换胰岛素皮下注射部位，选择吸收良好、无硬结的部位注射。

（4）注射胰岛素后要按时就餐，控制运动量。

（5）血糖较高的患者使用胰岛素时，要注意掌握适当剂量，使血糖平稳下降，可避免相对性低血糖的发生。

（6）老年营养不良及肝肾功能不全者，应尽量选用半衰期短、降糖温和的磺脲类药物，如格列吡嗪（美吡达）、格列齐特（达美康）等，慎用或禁用格列本脲（优降糖）等半衰期长、降糖作用强的药物。

（7）服用磺脲类药物期间，禁饮酒，慎用水杨酸、磺胺药及肾上腺素 β 受体阻滞剂。要使患者的血糖下降到接近正常水平，而又不出现低血糖反应，就需要多次测定血压，并适当调整各时、各次的胰岛素剂量。

（8）接受手术时，会引起血糖波动；且部分患者术后还不能进食，需要静脉注射来补充热量，这就需要在各个时段多次测定血糖，以确定胰岛素与葡萄糖的比例控制血糖，进行术后恢复。

怎样防止患者的苏木杰反应

苏木杰反应主要表现为夜间低血糖，早餐前高血糖，简单地说，也就是"前低后高"现象。口服降糖药或胰岛素使用过量导致夜间低血糖反应后，机体为了自我保护，通过负反馈调节机制，使具有升高血糖作用的激素（如胰高血糖素、生长激素、皮质醇等）分泌增加，于是血糖便出现了反跳性升高。对苏木杰现象的处理措施是：

（1）减少晚餐前胰岛素的用量。

（2）睡前尿糖阴性或血糖接近正常水平者，可适当进食少量糖类。

怎样防止糖尿病患者酸中毒

酸中毒，又称糖尿病酮症酸中毒，是糖尿病最常见的急性并发症。此症对糖尿病患者危害极大，主要表现为恶心、呕吐、厌食、腹胀痛、疲倦、心跳加快、呼吸深长、呼出气体有烂苹果味，甚至昏迷。出现这种情况时，应立即抢救治疗，否则可能危及生命。具体措施如下：

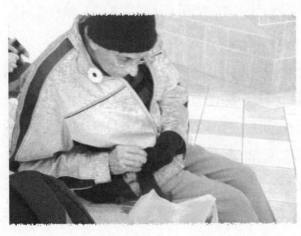

（1）坚持长期严格控制血糖，积极治疗糖尿病，不要因迷

信偏方而随意中断胰岛素治疗。

（2）节制饮食，特别要禁食肥肉等富含脂肪的食物；严禁饮酒。

（3）注意防止感染、劳累过度、情绪不稳等诱发因素。

（4）当处于各种应激状态时，如急性心肌梗死、严重感染、外科危重症手术等，需暂时用胰岛素代替口服降糖药物，以防酮症酸中毒。

（5）坚持必要的血糖和尿酮体监测，血糖持续高于13毫摩/升时，应监测尿酮体；一旦发现尿中有酮体，就要及时去医院治疗。

尿酮体出现突变时怎么办

当糖尿病患者尿酮体突然出现病变，医师又不在身边时，这时，患者及其家属要积极采取自救措施，以免病情进一步恶化。

1.如果自测尿酮体结果为"＋"，即高于150毫克/升（15毫克/分升）时，患者可采取以下措施：

（1）继续注射胰岛素或口服降糖药（双胍类降糖药除外），并可适当增加剂量。

（2）口服盐开水（1000毫升水加9克食盐）或生理盐水。

（3）停止运动疗法。

（4）每2～3小时肌内注射短效胰岛素1～2次。

（5）每隔2小时测定血糖和尿酮体1次。

（6）如果连续两次的测定结果不下降，应尽快到医院就诊。

2.如果自测尿酮体结果为"＋＋"，即高于400毫克/升

（40毫克/分升）时，应迅速到医院就诊。

3.如果出现酮症酸中毒症状，又不能自测血糖和尿酮体时，应迅速到医院就诊。如果不能及时到达医院，应保证摄入充足水分。

怎样防止糖尿病的黎明现象

黎明现象表现为凌晨3时高血糖和早餐前高血糖，简单地说，也就是"高后高"现象。它主要与机体胰岛素分泌不足、胰岛素拮抗激素（如生长激素、皮质醇、肾上腺素、去甲肾上腺素等）分泌增加，以及胰岛素抗体产生有关。在以上综合因素的共同作用下，导致血糖不能被充分利用而出现高血糖。黎明现象的处理措施是：

（1）餐前短效胰岛素加长效胰岛素混合注射。

（2）晚餐前或睡前加用中效胰岛素。其中，在睡前加用中效胰岛素效果最好，因为它的作用高峰时间恰好可位于黎明前后，也就能充分满足黎明时机体对胰岛素的需要。

（3）可将早餐前使用的胰岛素提前在早晨6时注射，以缩短高血糖持续时间。

（4）应用胰岛素闭环泵治疗，可依据患者的血糖高低自动调节胰岛素输入量。这也是目前最理想的方法，缺点是费用昂贵，难以普及。

糖尿病患者发生继发感染怎么办

糖尿病患者由于体内代谢发生紊乱，免疫功能减弱，再加上营养不良等因素，使机体抵抗力进一步下降，所以容易招致多种感染。因感染致死的糖尿病患者在10%以上，而老年糖尿病合并感染者病死率更高。因此，对此症要采取措施积极防治。具体措施如下：

（1）积极治疗糖尿病，尽量使血糖得到有效控制，纠正代谢紊乱，这是最根本的办法。

（2）注意卫生，特别是饮食卫生。勤洗澡、勤换衣、勤洗手、勤洗头、勤漱口；妇女应注意保持外阴清洁。

（3）及时消除各种感染源。如有甲沟炎、鸡眼、胼胝、脚癣、甲癣等感染，应及时治疗；尽量避免外伤，以防细菌进入血液。

（4）坚持参加适当的体育锻炼，增强体质，增加机体免疫力。

（5）应用抗生素治疗。剂量、疗程都要足够，感染严重者以静脉给药、联合用药为原则。住院患者则根据药敏为指导，但不宜长期用药或预防性用药。

（6）外科治疗。当合并痈、蜂窝织炎、皮肤感染时，可用清创或切开引流等外科治疗。

（7）发生急性感染后，要及时就医。已用胰岛素治疗者，可适当增加剂量，以防病情恶化；未用胰岛素治疗者，必要时可改用胰岛素治疗。

糖尿病患者为什么要预防便秘的发生

对于糖尿病患者来说，便秘虽然很常见，但颇具威胁性。便秘时会导致某些毒素被吸收；另外，在用力排便时，血压较平时水平可升高 1 倍，收缩压可达 26.7 千帕（200 毫米汞柱）以上。这种血压状态对于糖尿病患者合并有视网膜病变和合并有冠心病或脑出血、动脉粥样硬化的患者十分危险。急剧升高的血压容易引起视网膜出血,严重者可导致失明;而便秘对心脏造成的巨大负荷可能导致心脏缺血、脑缺血,可诱发心绞痛、心肌梗死或脑梗死等危险状况。因此,糖尿病患者宜积极预防便秘,做好以下几点:

(1)每天定时排便,可有意识地安排在清晨起床后或饭后,以建立排便的条件反射。

(2)增加食物中的膳食纤维素,必要时可补充膳食纤维制品。食物纤维在胃肠道不会被消化酶吸收,并能吸收大量水分,从而软化大便,增加肠内容物,并能刺激肠蠕动,使大便通畅。

(3)适当地进行体力活动和锻炼,多走路,有利于胃肠道的蠕动。

糖尿病患者为什么应重视对心脏的保护

糖尿病并发冠心病的发病率极高,而且危害很大。因此,糖尿病患者应加强对心脏的保护。具体防护措施如下:

(1)身边常备急救药物。包括缓解心绞痛发作的急救药物,如硝酸甘油、亚硝酸异戊酯、复方硝酸甘油片等,以及预防心绞痛发作的药物,如双嘧达莫(潘生丁)、地西泮(安定)片等。

(2)保管好急救药物。要经常检查药物是否过期,一旦失效要及时更换;硝酸甘油类药物在干燥阴凉处密封放置,因此不要揣在怀中,以免体温使药物变质。

(3)为了预防紧急情况的发生,患者最好随身携带写有姓名、患病情况、家人联系电话等信息的小卡片,以便于路人进行急救和通知家属。

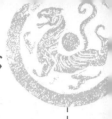

糖尿病患者怎样保护足部

（1）穿鞋前应仔细检查鞋子内有无坚硬的异物，以免割伤脚部。

（2）平时穿吸汗性好的棉袜和适脚的鞋子，不要赤脚走路，同时要尽量避免爬山、跑步等会对足部造成巨大负担的运动。

（3）每晚用 40～50℃ 的温水泡脚 15～20 分钟，以保持脚部的清洁与血液畅通；为了避免脚部干裂，不要使用电热毯、热水袋，也不要洗桑拿浴、泡热水澡。

剪趾甲时要小心，不可剪得太深，否则会损伤皮肤，造成甲沟感染。

怎样检测是否出现了糖尿病足

（1）将棉花搓细，用一端轻擦脚背及脚底，如果没有感觉，则说明有触觉减退或消失的症状。

（2）将双脚浸入 37.5℃ 左右的温水中，或用金属物体接触双脚，如果没有热感或冷感，则说明双脚对温度的感觉已经减退或消失。

（3）用目测或感觉的方法观察脚踝和脚背处动脉搏动的强度，如果搏动微弱甚至无法感觉到，则说明脚部动脉供血不足，这种症状一般是由脚背动脉上端大动脉血管狭窄或梗阻引起的。

如出现以上 3 种症状，患者则要及时去医院进行进一步检查，确诊是否为糖尿病足。

糖尿病足的危害是什么

糖尿病足是指糖尿病患者全身大小动脉，特别是下肢动脉出现血栓，形成血管狭窄，进而导致足部供血不足，因糖尿病神经病变而引起足部感觉缺失和损伤的脚部病变，多见于糖尿病病史长、长期血糖控制不佳的中年人。糖尿病足早期会出现间歇性跛行，长时间行走后，小腿以下会感觉疼痛，休息后可自行消失，但再走路时又会出现疼痛。患者平时双足冰凉，感觉麻木，对冷热痛刺激反应迟钝甚至无感觉。一旦足部发生皮肤损伤又得不到及时有效的处理，感染就会迅速扩展，可引起化脓性皮肤感染甚至发生骨髓炎，严重者会危及生命。

糖尿病患者脚部一旦出现创伤怎么办

（1）即使是微小创伤，也很容易引起足部溃疡感染及坏疽，因此一定要注意检查足部是否有水疱、裂口及擦伤，一旦发现，应立即到医院进行正确处理。

（2）正确处理足部损伤。如足部有轻微擦伤，应立即用乙醇（酒精）等进行消毒，再用绷带包扎，无须敷用药膏，也不要用碘酊（碘酒）等刺激性药水消毒，必要时可外涂甲紫（龙胆紫）；如有肿胀、瘀血、发红、发热症状时，应立即就医。

（3）积极防治足部真菌感染。洗脚后，可在趾间涂擦痱子粉，以保持局部干燥。如果已患足癣，可用克霉唑软膏预防感染；如有继发性感染，可使用1∶8000高锰酸钾溶液洗脚，擦干后涂消炎药膏，再用绷带包裹，必要时应口服抗生素。

怎样处理糖尿病患者的皮肤外伤

由于糖尿病患者整体免疫力较低,局部微循环存在障碍,因此伤口愈合比较难。如果处理不善,可能会导致皮肤软组织严重感染,甚至可能成为坏疽的诱因。因此,糖尿病患者发生创伤,特别是足部出现伤口、水疱或皮肤溃疡,都必须极其细心地照料。特别是糖尿病伴有神经损害的患者,可能感觉不到伤口疼痛,更易发生感染。

处理糖尿病患者的小伤口、水疱和皮肤溃疡,应该用消毒剂(如乙醇)彻底清洁受伤部位,然后用无菌纱布覆盖。但要避免使用碘酊等具有强烈刺激性的消毒剂;也不能使用甲紫(紫药水)等深色消毒剂,因为药品的颜色有时会遮盖伤口感染的早期表现;另外,还不能使用硬膏胶布、鸡眼膏等,以免引起皮肤溃疡。如经积极处理,伤口在 2~3 天内仍没能愈合;如果病情进一步发展,出现了感染,局部红、肿、热、痛,或有溃脓流水等表现,则应尽早到医院就医。

对于已经发生皮肤软组织感染的糖尿病患者,首先应控制血糖,这是控制感染的重要前提。其次是抗感染治疗,抗生素的应用对感染的控制至关重要。应选择有效的抗生素,同时注意用药剂量要足,疗程要足够长。若有必要,患者应及时接受外科手术或切开引流。

糖尿病合并感染患者的饮食,除应注意糖尿病低热量饮食治疗原则外,还要适当多吃富含维生素和微量元素的绿色蔬菜,多饮水,忌烟戒酒,不吃辛辣、油腻以及其他刺激性食品和所谓"发物"。适当运动。保持乐观情绪,并在心理上充分重视对感染的控制。

糖尿病患者怎样拔牙

一方面，糖尿病患者机体抵抗力差，拔牙时容易发生感染，引起慢性并发症；另外，很多糖尿病患者存在凝血问题，拔牙时可能会血流不止，甚至引起败血症。因此，糖尿病患者不能轻易拔牙，如必须对坏牙进行处理，必须事先进行全面检查，接受全身抗感染治疗，补充 B 族维生素、维生素 C，并要在血糖值处于正常范围内时接受牙科治疗。

糖尿病患者的药物治疗

糖尿病患者用药为什么必须遵照医嘱

任何药物都有其作用和特点，即有其适应证和禁忌证，而患者不一定都能对这些情况正确把握。一旦用药不当，不但无法取得预期的疗效，而且可能会引起某些不良反应。有些药物的不良反应是相当危险的，如格列本脲（优降糖），其特点是降糖作用强，但如果血糖不太高的患者过量服用，就会引起低血糖反应，轻者会出现心慌、大汗、乏力、饥饿难忍等症状，严重者甚至会出现昏迷，甚至死亡；再比如，如果肝、肾功能不佳或年纪大的老年患者服用过量的苯乙双胍，可能会进一步损害肝、肾功能，有时还能引起乳酸性酸中毒而危及生命。

另外，值得注意的是，糖尿病治疗是一种综合性治疗，不仅需要药物治疗，也需要患者在心理、饮食和运动方面配合治疗。综合治疗需要对糖尿病有全面的了解，并能充分掌握口服降糖药的特性，这些能力是一般的糖尿病患者所不具备的。因此,糖尿病患者应在医师的指导下用药。

怎样根据自身状况来选择降糖药

治疗糖尿病常用双胍类 α - 糖苷酶抑制剂、噻唑二酮类、磺脲类等 4 种药物,糖尿病患者在使用这些药物时,要根据以下情况来进行选择:

(1)根据病型。1 型糖尿病患者只能使用双胍类、α - 糖苷酶抑制剂和噻唑二酮类降糖药,而 2 型糖尿病患者 4 类药物均可服用。

(2)根据血糖高低。血糖较高者适宜用较强或者作用时间较长的降糖药物,而血糖较低者则宜选用比较平和的药物。

(3)根据肝肾功能。肝肾功能不全的患者在用强效或长效降糖药时要谨慎,最好不要用苯乙双胍(降糖灵)。

(4)根据年龄。年长者在服用较强、疗效较长的药物或者用苯乙双胍(降糖灵)时必须小心谨慎。

(5)要根据体态。较胖的人应首选双胍类、α - 糖苷酶抑制剂或者噻唑二酮类降糖药,偏瘦者应首选磺脲类降糖药。

什么时候是口服各种降糖药的最佳时间

口服降糖药的服药时间是由降糖药本身的药理作用决定的,不同的降糖药,服用时间也不同。在医师指导下正确服用降糖药,不仅能最大限度地发挥药物的疗效,而且能减少其不良反应。

(1)磺脲类药物餐前 30 分钟服用。此类药物进入人体后,需要一定的时间来刺激胰岛细胞产生胰岛素,从而起到降糖作用，因此其最佳服用时间为餐前30分钟。此类药物之间的主要差别在于作用的强弱、作用时间的长短，不宜联合使用。

（2）双胍类药物餐后服用。由于它们含有酸性物质，会刺激胃肠道，故应在餐后服用。

（3）α-糖苷酶抑制剂与饭同服。此类药物须与每餐的第1口饭同服，才能发挥最佳的降糖作用，如果在餐后或餐前过早服用，其作用就要大打折扣。

哪类患者不宜服用磺脲类药物

在使用口服降糖药治疗时，以下几类患者不得用磺脲类药物降糖：

（1）糖尿病患儿或1型糖尿病患者。

（2）有糖尿病酮症酸中毒或高渗性昏迷者。

（3）有严重感染、高热、外科手术、妊娠、分娩者，或各种严重心、肾、肝、脑部等急慢性并发症者。

（4）有黄疸、造血系统受抑制、白细胞缺乏症及对磺脲类药物过敏或出现毒性反应者。

（5）凡能用饮食治疗或运动治疗使病情得到满意控制者，仅在高血糖未能控制时才可试用，但仍须以控制饮食及运动为主，药物为辅。

磺脲类药物的不良反应有哪些

尽管磺脲类药物在临床上应用已久，降糖效果也较显著，但它的不良反应还是应引起人们的重视，并应据此调整饮食、运动及治疗方法，以免延误病情，甚至加重病情。其常见不良反应如下：

（1）低血糖反应。这是磺脲类药物最常见也最具临床意义的不良反应。因磺脲类药物作用机制主要是直接刺激胰岛β细胞分泌胰岛素，从而使血胰岛素浓度增高，在患者用药剂量过大、年老体弱、体力劳动过多、不规则进食、饮酒或饮用含酒精的饮料后，均可发生低血糖反应。此外，当磺脲类药物与其他药物如阿司匹林、单胺氧化酶抑制剂与磺胺类药物合用时，也可增加低血糖发生的概率。低血糖发作时常感饥饿、心悸、多汗、痉挛，多可自行缓解，严重时必须进食或注射葡萄糖。低血糖反应常可诱发冠心病患者的心绞痛或心肌梗死，反复发作或持久性低血糖，可造成中枢神经系统不可逆性损害，甚至导致昏迷或死亡。

（2）体重增加。肥胖的 2 型糖尿病患者服用磺脲类药物可使体重增加，并加重高胰岛素血症，故不宜服用。

（3）消化系统反应。可有食欲减退、恶心、腹部不适、腹泻等症状，一般反应较轻，可自行缓解。

（4）血液系统。第 1 代磺脲类药物可引起一过性白细胞、粒细胞、血小板或全血细胞减少，极少数可发生溶血性贫血。但第 2 代磺脲类药物较少引起血液系统不良反应。

（5）神经系统。格列本脲（优降糖）和氯磺丙脲用量较大者，可能会在少数患者中引起头痛、头晕、嗜睡、视力模糊、四肢震颤等症状，一旦减量或停用药物后可自行消失。

哪些患者不能服用双胍类药物

在使用口服降糖药治疗糖尿病的患者当中，有以下情况的患者忌服双胍类药物：

（1）2型糖尿病轻症单纯用饮食疗法或运动疗法效果满意者。

（2）2型糖尿病中重症或1型糖尿病必须用胰岛素治疗者。

（3）并发糖尿病酮症酸中毒、高渗性昏迷、高热、黄疸、创伤、手术、妊娠、分娩、心力衰竭、营养不良、极度消瘦和酒精中毒者。

（4）并发糖尿病肾病、视网膜病变、神经病变、心绞痛、心肌梗死、败血症、周围动脉闭塞伴坏疽或心、肺、肝功能恶化者。

服双胍类药物会出现哪些不良反应

双胍类药物降糖效果好，价格又便宜，是肥胖糖尿病患者的首选药物，在国内的糖尿病患者中应用很广。然而，滥用该类药物的情况也屡见不鲜，比如连易引起乳酸性酸中毒的苯乙双胍（降糖灵），肝、肾功能不佳者也照用不误。滥用双胍类药物的现象应引起人们的重视，因为该类药物有如下一些不良反应：

（1）乳酸性酸中毒。老年人或心、肝、肾、肺等重要脏器有病变的糖尿病患者，由于体内缺氧，乳酸的生成增多，而其代谢、消除发生障碍，就容易使乳酸在血中堆积，如果再服用较大量的双胍类降糖药，尤其是苯乙双胍，就会使患者发生乳酸性酸中毒的风险性大大增加。

（2）消化道反应。主要表现为食欲下降、恶心、呕吐、腹胀、腹泻等，有的患者可以通过减少剂量或改在饭后服用而使反应有所减轻。

（3）肝肾功能恶化。对于已经出现了肝肾功能不全，如转氨酶升高，尿蛋白持续阳性或血中肌酐、尿素氮升高的糖尿病患者，服用双胍类药物可使肝肾功能进一步恶化。

（4）加重酮症酸中毒。双胍类药物可引起脂肪分解，促进酮体的生成，有酮症酸中毒或酮症倾向的糖尿病患者不宜服用。

盲目服用同一类降糖药会有哪些不良后果

不同类别的降糖药可合并服用，如磺脲类药物加双胍类药物，双胍类药物加 α-糖苷酶抑制剂，α-糖苷酶抑制剂加磺脲类药物等。体重正常的 2 型糖尿病患者，经服用足量的格列本脲（优降糖）仍不能控制血糖时，可配合服用二甲双胍（迪化糖锭）或阿卡波糖（拜糖平），而肥胖的 2 型糖尿病患者在服用足量的二甲双胍仍不能控制血糖时，可配合服用消糖灵或阿卡波糖。这样可以起到药物功效互补的作用，疗效也超过同一类药物的加量效果。

应提请注意的是：同一类别的降糖药物不宜合并服用，否则不仅不能增加药效，反而会加重不良反应。比如，有的患者使用格列本脲后降糖效果不佳，又加服格列吡嗪（美吡达），或使用苯乙双胍（降糖灵）后效果不佳，又加用二甲双胍。这些都是错误的搭配方式，不但难以达到降低血糖的作用，还有可能引起或加重胃肠道的不良反应。

怎样停服降糖药

有些患者认为，口服降糖药就是用来降低血糖的，如果血糖控制好了，就不必再服用降糖药了，否则就会引起低血糖反应。其实,对于多数人来说,血糖之所以能得到良好的控制,是由于饮食疗法、运动疗法和口服降糖药 3 种疗法配合得当,口服降糖药在其中起了很大的作用,一旦停用口服降糖药,高血糖很可能会再次复发。

糖尿病发生的根本原因在于胰岛素作用不足。通过口服降糖药增加胰岛素的分泌量、胰岛素的敏感性或延缓糖的吸收,可达到增加胰岛素作用和降低血糖的目的。患者停用降糖药后,胰岛素的作用会随之减弱,就很难保证血糖的良好控制。当然,也有一部分肥胖的轻度 2 型糖尿病患者经治疗后,体重恢复正常,胰岛素抵抗就可减轻。血糖下降后,体内对抗胰岛素的激素减少了,身体对胰岛素的敏感性就能增强,通过严格的饮食控制及体育锻炼,也可能会使血糖控制良好。这时,便可以酌情减少原用药量,或在一段时间内停服降糖药。但在停药过程中需要注意:

(1)循序渐进地停药。要一片一片甚至于半片半片地减量,并根据减药后血糖的反应及时作出调整,千万不可突然全部停药。

(2)在血糖偏低的时候减药。如果血糖尚处于满意范围的高限,最好不要急于减药,对老年和生活不能自理的糖尿病患者,指标可适当放宽。

(3)减药后要更加注意饮食调理和锻炼,不要以为糖尿病已经痊愈了,否则很容易造成病情的反复。

怎样使用胰岛素治疗糖尿病

1. 对使用胰岛素认识上的误区

胰岛素是所有 1 型糖尿病患者和很多 2 型糖尿病患者的

主要治疗药物，但现在有很多患者对胰岛素治疗存在认识误区：以为一旦使用胰岛素就撤不下来，会形成永久性依赖；还有人认为糖尿病晚期才会用胰岛素。此外，还有些人对注射胰岛素感到恐惧或嫌麻烦。由于上述种种原因，致使部分患者在病情需要使用胰岛素时却拒绝使用，错失治疗良机。

2. 胰岛素的药物性质

胰岛素不是阿片，不是毒品，而是身体里面的胰岛 β 细胞分泌的一种激素，其主要作用是降低血糖。正常生理性胰岛素分泌与血糖是什么关系呢？人体血糖是依靠两部分胰岛素分泌调控的：一是基础状态的胰岛素分泌，它能将人体非进餐状态的血糖维持在一个正常的水平；二是进餐时胰岛素分泌，使人体在进餐后 1 小时内血糖不至于过高，并在餐后 2 小时回落到接近于空腹状态的血糖水平。

3. 胰岛素的种类

根据来源的不同，胰岛素可分为猪胰岛素、牛胰岛素、人胰岛素 3 种。猪胰岛素、牛胰岛素是从猪和牛的胰腺中提取的动物源性胰岛素，和人胰岛素相比不良反应大，疗效较差，易产生胰岛素抵抗。人胰岛素并非从人的胰腺提取而来，而是由基因工程生产，具有作用快、疗效高、不良反应少的特点，但价格较贵。

4. 胰岛素的时效区别

如果根据胰岛素药效时间的长短来划分，目前临床上常用的胰岛素可分为短效、中效和长效 3 种。皮下注射后起效时间分别是 20～30 分钟、1.5～4 小时、3～4 小时；作用尖峰时间分别为 2～4 小时、6～10 小时和 14～20 小时；持续时间分别为 5～8 小时、12～24 小时和 24～36 小时。

5.1 型糖尿病患者用胰岛素治疗的好处

1 型糖尿病患者由于自身胰岛素分泌绝对缺乏，需终生依赖外源胰岛素控制血糖。对 2 型糖尿病而言，不但发病时胰岛 β 细胞分泌的胰岛素量较正常人分泌量下降50% 左右，而且出现分泌高峰延迟。随着病程进展，胰岛素分泌不足便成为主要病因，大多数患者最终需要外源胰岛素帮助控制血糖。用胰岛素治疗能保护或在一段时间内逆转 β 细胞的衰变。患者如果及早使用胰岛素，可使自身胰岛 β 细胞得到休息，更有利于促进自身胰岛功能的改善，能长期维持良好的血糖控制，从而改善病情。因此，糖尿病患者要消除顾虑，积极与医师配合，以免错过用胰岛素治疗的良机。

6. 正确使用胰岛素

（1）1 型糖尿病患者体内的胰岛 β 细胞基本被破坏，不能产生胰岛素供给人体的需要，必须依赖外源性胰岛素进行替代治疗，以纠正人体内糖、蛋白质和脂肪代谢的紊乱。

（2）2 型糖尿病患者体内的胰岛 β 细胞还有一定的分泌功能，但此型患者多伴有肥胖，这种体形的患者体内外周细胞往往对胰岛素不敏感，引起胰岛素量的相对不足。因此使用胰岛素的目的与 1 型糖尿病不同，不是为了补充胰岛素量的不足，而是为了降低过高的血糖浓度以控制症状。由于外源性胰岛素的进入，提高了体内胰岛素的浓度，故如使用不当，则有引起高胰岛素血症的危险。胰岛素浓度过高，可促进脂肪合成而引起肥胖，甚至加重胰岛素抵抗。如果长期应用，还会提高糖尿病性心脏病的发生率。

（3）胰岛素除了能降低过高的血糖浓度，恢复人体营养物质的代谢平衡外，它还能抑制糖尿病性微血管病变；已发生这种病变的,可延缓其进一步发展。

（4）对于合并严重感染、创伤而处于应激状态的患者,其交感神经兴奋,肾上腺素、胰高血糖素等物质分泌增加,而胰岛素分泌减少,从而使血糖升高。升高的血糖一方面可保证患者体内大脑等重要器官的血液供应,同时也增加了胰岛 β 细胞的负担,特别是糖尿病患者,胰岛 β 细胞功能衰竭,将导致血糖急剧升高,并持续不降,导致一系列严重的并发症。此时,必须使用胰岛素,以帮助患者保持体内的水、盐和糖、脂肪、蛋白质代谢的平衡,避免病情恶化。

（5）处于妊娠期的患者,使用胰岛素治疗可以较好地调节体内各种物质的平衡,有利于胎儿的生长发育和孕妇顺利分娩,避免孕妇出现各种并发症,防止胎儿发育畸形,减少孕妇分娩时的危险和避免出现难产及死胎。

7. 保存胰岛素

胰岛素制剂在高温环境下易于分解而失效。在温度 30～50℃时,各种胰岛素都会部分失效,普通胰岛素在 18 个月后会减效 50%；在 55～60℃时,各种胰岛素都迅速失效。因此,储存胰岛素时应避免受热及阳光照射。

胰岛素冷冻后也容易发生变质,失去生物活性。因此,胰岛素须保存在 10℃以下的冷藏器内,最好放在 2～8℃的环境中,可保持活性 2～3 年不变,即使是已部分抽吸使用的胰岛素也是如此。如果没有冰箱,可放在阴凉避光处。

旅行出差时胰岛素应随身携带,而不要放在旅行袋等行李中,更不能放在托运的行李中。如果旅行不超过 1 个月,也可不放于冰箱,但应避免药瓶暴露于阳光或高温、温度过低等特殊环境中,且时间不宜过久。当住在旅店等有条件提供冰箱的地方时,仍以储存在冰箱内为宜。

8. 自己注射胰岛素时应注意的问题

糖尿病是一种终身性疾病,患者不可能长年住在医院里,这就要求糖尿病患者能自己注射胰岛素。这并不难做到,尤其有了胰岛素笔后操作更加方便。患者在自己注射时应掌握以下几点:

(1)用 75% 乙醇消毒胰岛素瓶盖,向瓶内注入略大于所需胰岛素量的空气,即可抽取胰岛素。

(2)如果注射混合胰岛素,向胰岛素瓶内注入空气后,应先准确抽取短效胰岛素的用量,再一次性准确抽取所需剂量的中效胰岛素或长效胰岛素,抽好两种胰岛素后,从中效或长效胰岛素瓶中把针抽出来,再抽一点儿空气形成小气泡,然后将注射器上下翻动,把胰岛素混匀。

(3)将注射针头向上直立,排出小气泡。

(4)选好注射部位后先用碘酊(碘酒)后用乙醇(酒精)消毒。

(5)用左手拇指和食指将注射部位的皮肤夹住轻轻提起,将抽好胰岛素的注射器针尖与皮肤成 90° 角注入,消瘦者针尖与皮肤成 45° 角注入,试抽一下如无回血,便将胰岛素注入,用消毒棉球压住注射处,快速拔出针头。

9. 混合使用胰岛素时应注意的问题:

使用前把作用不同的胰岛素混合起来,如短效胰岛素和中效胰岛素或长效胰岛素混合,在餐前或晚餐前注射的胰岛素,称为混合胰岛素。使用混合胰岛素时需注意以下问题:

(1)中效胰岛素与短效胰岛素混合,互相没有反应,比较容易估计混合胰岛素的起效、高峰和持续的时间,因为它们的强度取决于混合胰岛素中的各自的含量。

（2）短效胰岛素与长效胰岛素混合，两者的作用相互影响。一般每1个单位的长效胰岛素可使0.5～1单位的短效胰岛素变为长效胰岛素。因此，长效胰岛素的量不要超过1/2短效胰岛素的剂量。同时估计短效及长效胰岛素混合后的起效、高峰和持续时间。

（3）不同厂家生产的胰岛素最好不要混合使用。

10. 选择注射胰岛素的身体最佳部位：

皮下注射胰岛素的部位很多，包括胳膊外侧、腹部两侧、臀部及大腿外侧等。注射部位不同，药物吸收快慢也不同，以腹部吸收得最快，其次是臂部，然后是大腿和臀部。

皮下注射的部位要经常更换，可限用多个部位循环转换使用。因为短时间内多次在同一部位注射，可能使局部皮下组织吸收能力下降，影响胰岛素的吸收和利用。

含有鱼精蛋白的长效胰岛素制剂能与体内某些成分结合起来，在皮下形成块状物造成毛细淋巴管堵塞，更应经常更换注射部位。

11. 选择注射胰岛素的最佳时间：

一般来说，注射胰岛素需在餐前进行，为了留出胰岛素吸收和发挥作用的时间，在使用短效胰岛素时，多采用餐前15～30分钟注射的方法。在同时使用胰岛素与口服降糖药治疗非胰岛素依赖型糖尿病患者时，也可以开始即单独使用中效胰岛素。单独使用中效胰岛素者，应在早餐前30～60分钟注射，也可放在睡前使用，以更好地控制空腹血糖。单独使用长效胰岛素疗效不佳，所以长效胰岛素很少单独使用。对有黎明现象的患者，为了避免因注射胰岛素过晚而引起空腹高血糖,早餐前应尽早注射胰岛素,最好不晚于早7时。

12. 在外就餐时使用胰岛素的适宜剂量:

在外就餐时,如果摄入大量的脂肪,就要额外和补偿性地增加胰岛素剂量。白天用胰岛素时仅需再进行一次性的调整,不需调整夜间剂量。一次性调整胰岛素可按以下原则进行:

(1)提前增加胰岛素剂量,额外增加2单位。

(2)补偿性增加胰岛素剂量。血糖在10毫摩/升以上,增加1单位短效胰岛素,高于15毫摩/升增加2单位胰岛素。

13. 注射胰岛素后也不可随意饮食:

许多糖尿病患者认为,注射高效的胰岛素后就平安无事了,可以随意地安排饮食。事实上,这种想法是错误的。胰岛素用量是医师根据患者相对固定的进食量制定的,患者按照剂量注射胰岛素后,如果饮食过量,将会出现高血糖;如果饮食过少,就会出现低血糖。另外,注射胰岛素后无论进食多少,胰岛素都会被吸收而发挥作用,如果注射胰岛素后未及时进食,将可能发生严重的低血糖;如果进食过早,餐后血糖上升时胰岛素还没有发挥作用,可能会引起高血糖,而当血糖被肝脏、肌肉利用而下降时,胰岛素作用高峰却到了,又可能发生低血糖。因此,注射胰岛素的患者进食不仅要定量还要定时,切不可随意安排。

14. 使用胰岛素出现不良反应时对策:

糖尿病患者长期使用胰岛素,难免会出现不良反应,患者应学会正确处理这些反应。常见的不良反应有:

(1)低血糖反应。胰岛素使用过量或注射胰岛素后未及时用餐,常会发生低血糖反应。一旦发生低血糖,应立即处理，不要拖延，对症状轻、意识清楚的患者立即给白糖或含糖食物，十几分钟后症状会逐渐消失。重症者需静脉注射50%糖水，同时密切监测血糖。

（2）体重增加。主要由于患者害怕出现低血糖或出现低血糖后增加了糖分的摄入量，及减少消耗所致。出现这种情况后，应严格控制饮食，增加身体活动量，调整好胰岛素、饮食及运动之间的关系。还可加用双胍类降糖药或富含膳食纤维的食物，以降低饮食量，增加饱腹感，提高胰岛素的敏感性，减少胰岛素的用量。

（3）过敏反应。胰岛素过敏多由于应用动物胰岛素与非纯性胰岛素所致，可分为局部与全身过敏。如出现荨麻疹、紫癜、胃肠道反应、支气管哮喘等，甚至发生急性肺水肿、过敏性休克等，这些情况主要由于胰岛素制剂质量不纯所致。轻者可服用抗组胺药物治疗，重者可给予肾上腺素等。必须使用胰岛素制剂者，可换用高纯度的胰岛素制剂或进行胰岛素脱敏疗法。

（4）胰岛素性水肿。未控制前，体内常有失水、失钠、细胞外液减少的现象，一旦接受胰岛素治疗，血糖控制后4～6天，体内水、钠潴留，引起水肿。水肿多见于面部及四肢，一般数日内可自行消失，水肿较重者可调换制剂。

（5）胰岛素抗体。由于长期应用胰岛素，血中出现胰岛素抗体，导致患者每日胰岛素用量超过200单位，这种情况被称为胰岛素抵抗或胰岛素抗药性。如果产生胰岛素抗体，可更换胰岛素剂型或使用高纯度胰岛素。

（6）局部皮下脂肪萎缩。注射部位出现凹陷或硬结，这可能与胰岛素制剂中有杂质有关，当停止该部位的注射后可缓慢恢复。勤更换注射部位,勤更换高纯度胰岛素,或进行局部理疗,可预防此种不良反应。

（7）屈光不正。多由胰岛素使血糖水平迅速下降,从而对晶状体内及玻璃体内渗透压产生影响,发生远视所致。此属暂时性变化,血糖水平恢复正常后一般就可迅速消失,不致发生永久性损伤,故不必配镜矫正。

（8）皮下脂肪纤维化增生。多见于胰岛素反复多次注射处。此种变化可能是由于胰岛素促进局部脂肪组织生长所致,一般采用高纯度制剂能防止这种情况的发生。

老年糖尿病的预防

老年糖尿病的防治原则是什么

诱发老年糖尿病虽然有很多"外因",但主要是自身原因,如热量摄取太多,活动量下降,肥胖,心理压力过大等。能避免以上因素就可有效预防糖尿病。在饮食方面,应该做到粮食、肉蛋奶、蔬菜、水果的合理搭配,注意摄入量与消耗量的平衡。经常测量体重,如果体重增加,说明热量肯定摄入过量,这时就应看自己的食谱和运动是否合理,然后进行科学安排。

具体预防措施可参考一下几方面:

（1）防止和纠正肥胖。

（2）避免高脂肪饮食。

（3）饮食要保证合理体重、生活需要。食物成分要合理,碳水化合物以非精制、富含可溶性维生素为好,占食物总热量的 50%～65%，脂肪占食物总热量的 15%～20%（多不饱和脂肪酸与饱和脂肪酸比例大于 1.5），蛋白质占食物总热量的 10%～15%。因此，要多吃新鲜蔬菜。

（4）增加体力活动，保持适量的体育锻炼。

（5）避免或少用对糖代谢不利的药物。

（6）积极发现和治疗高血压、高血脂和冠心病。

（7）戒除烟酒等不良习惯。

（8）定期进行健康查体，除常规空腹血糖外，应重视餐后 2 小时血糖测定。

预防糖尿病的三道"防线"内容是什么

预防糖尿病的三道"防线"，在医学上称之为三级预防。如果"防线"布设、构筑得及时、合理和牢固，大部分糖尿病是可预防或控制的。三道"防线"内容是：

一级预防：安排合理的生活方式。

糖尿病是一种非传染性疾病，其发生虽有一定的遗传因素，但起关键作用的还是后天的生活和环境因素。现已知过度摄入热量、身体肥胖、缺乏运动是发病的重要因素。在饮食方面，保持低糖、低盐、低脂、高纤维和高维生素，也是预防糖尿病的最佳饮食配伍。

此外，对体重要进行定期监测，将体重长期维持在正常水平上。发现体重增加时，赶紧限制饮食，适度增加运动量，使其尽早恢复至正常。同时要戒烟和少饮酒，并杜绝一切不良生活习惯。如双亲中有一方患有糖尿病而本人又肥胖多食、血糖偏高和缺乏运动的高危人群，尤其要注意预防。

二级预防：要定期检测血糖，以尽早发现无症状性糖尿病。

应该将血糖测定列为中老年人常规的体检项目，即使是健康者，仍要定期测定。凡有糖尿病迹象者，如皮肤感觉异常、性功能减退、视力不佳、多尿、白内障等，更要及时去测定血糖，以尽早诊断，争取早期治疗的宝贵时间。要综合调动饮食、运动、药物等手段，将血糖长期平稳地控制在正常或接近正常的水平。空腹血糖宜在每升 6.11 毫摩以下，餐后 2 小时血糖宜在每升 9.44 毫摩以下，反映慢性血糖水平的指标——糖化血红蛋白应在 7.0% 以下。还要定期测定血脂、血压和心电图，这些都是血糖控制的间接指标。

三级预防：目标是预防或延缓糖尿病慢性合并症的发生和发展，减少伤残和死亡率。

通常，糖尿病患者很容易并发其他慢性病，且易因并发症而危及生命。因此，能做到对糖尿病慢性合并症加强监测，实现早期发现、早期诊断和早期治疗，就能预防并发症的发生。

糖尿病患者饮食原则是什么

（1）控制或维持理想体重。

（2）平衡膳食。

（3）食物选择多样化，谷类是基础。

（4）限制脂肪摄入量。

（5）减少或禁忌单糖及双糖食物。

（6）减少食盐摄入。

（7）坚持少量多餐、定时、定量、定餐。

（8）多饮水，限制饮酒。

饮食控制原则是什么

老年人几十年形成的饮食习惯很难改变，因此不能照抄国外的食谱。目前饮食控制的原则是减少总热量以及减少脂肪量，尤其是饱和脂肪量。由于老年人不会计算食物热量，因此可以通过改变食物品种、改变量来控制食物热量。如减少主食量，每餐吃七八分饱。平时还应多吃粗粮、蔬菜、豆制品、鱼虾，少吃肥肉和奶油等。

糖尿病患者怎样吃

（1）食用含胆固醇低的优质蛋白质食物，如奶类、蛋类、豆制品、鱼、瘦肉类等食品。

（2）米、面、薯类、粉条等含淀粉高的食物，在总热量比不提高的情况下可适当选食。

（3）保证新鲜蔬菜、水果的供应，但对含糖量较高的蔬菜及水果应加以限制，如甘蔗、鲜枣、山楂等。

（4）不食用含碳水化合物过高的甜食，如葡萄糖、蔗糖、麦芽糖、蜂蜜、甜点心、红糖、冰糖、冰淇淋、糖果、甜饼干、糕点、蜜饯、杏仁茶等含纯糖的食品。

（5）食用烹调应不加糖、不用糖醋，其他调料可不限制。如患者想吃甜食，可选用木糖醇、糖精调味。

（6）患者应少吃动物内脏、肥肉、猪油、牛油等；少吃油炸食物，因高温可破坏不饱和脂肪酸。

（7）糖尿病患者不宜饮酒。酒精代谢并不需要胰岛素，因此少量饮酒是允许的。但是一般认为糖尿病患者还是不饮酒为好，因为酒精除供给热能外，不含其他营养素，长期饮用对肝脏不利,易引起高血脂症和脂肪肝。

（8）糖尿病患者一次不宜吃太多的水果。水果中含有较多的果糖和葡萄糖,而且能被机体迅速吸收,引起血糖增高。如果病情比较稳定时,可吃少量水果,但同时要减少主食的量。

老年人应改变什么心态

老年人多已退休,心情本来就易抑郁,一旦诊断为糖尿病,更易产生不良情绪。心理上的忧伤、焦虑将会使体内的应激激素分泌增多,使血糖升高。而且老年人容易受道听途说的影响,如"胰岛素会上瘾"等,因此不敢吃药,更不愿注射胰岛素,反而轻信广告结果钱花了不少,血糖没有降下来,反而耽误了早期治疗的良机,产生了并发症。这些心理状况必须改变,应该进行正规治疗。

老年患者进行体育锻炼的原则是什么

老年人特别是糖尿病患者,应尽可能地进行体育锻炼。但因肌肉及骨骼功能差,又多有心肺疾患,故必须量力而行。一般可进行慢跑、快走、健身操、太极拳等活动。身体的承受能力可以从心跳来判断。要求活动后不出现心律不齐（即最高心率不超过"170 – 年龄数"）,即 70 岁老人活动后心率不超过 170–70=100 次 / 分为宜。

老年慢性支气管炎

　　气管和支气管是由半软骨环、韧带和肌肉等组成，是气体进出肺脏的管状通道，具有清除异物，调节空气温度、湿度及防御功能。

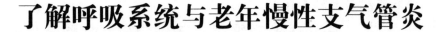

了解呼吸系统与老年慢性支气管炎

了解呼吸系统

呼吸系统在人体内承担着什么任务

呼吸系统由呼吸道和肺两大部分组成。呼吸系统是执行机体和外界进行气体交换器官的总称。呼吸系统的"任务"主要是与外界的进行气体交换，呼出二氧化碳，吸进新鲜氧气，从而完成气体的吐故纳新。

组成呼吸道的各器官分别承担着什么"任务"

呼吸系统中的鼻、咽、喉、气管、支气管，是气体进出肺的通道，叫做呼吸道。

鼻是气体出入的门户，除嗅觉功能外，还有过滤空气中的尘埃、提高吸入空气的温度及湿度的功能；咽部是呼吸系统和消化系统的共同"通道"，由于咽部黏膜下的淋巴组织非常丰富，有了它就可防止病原微生物向下呼吸道入侵，因此具有重要的防御功能；喉是一个发音器官，吞咽时会将喉口关闭，防止食物及唾液进入喉腔及呼吸道内；气管和支气管是由半软骨环、韧带和肌肉等组成，是气体进出肺脏的管状通道，具有清除异物，调节空气温度、湿度及防御功能。

呼吸系统是怎样工作的

人体只有通过呼吸系统吸入新鲜空气，获得充足的氧气，才能保证体内各器官正常的运作，从而健康地工作、学习和生活。呼吸系统包括"气道"和"肺"两大部分。气道"主管"通气功能，它的"下属"有鼻、咽、喉、气管和各级支气管。在大脑中枢神经的指挥下，胸部及气道周围肌肉产生运动，使肺和气道有规律地张开和收缩，从而形成呼吸运动。

呼吸运动是怎样一个过程

随着胸廓的扩张和回缩，空气经呼吸道进出肺称之为呼吸运动。肺的舒缩完全靠胸廓的运动。当胸廓扩张时，可将肺向外方牵引，于是空气入肺，这个过程称之为吸气运动；当胸廓回缩时，肺内空气会随之被排出体外，这个过程称之为呼气运动。一吸一呼的全过程，就称为呼吸运动。

呼吸器官的共同特点是什么

呼吸器官的共同特点是壁薄、面积大、湿润，有丰富的毛细血管分布。此外呼吸道都有骨或软骨做支架。

肺是怎样一个器官

肺是人体内最主要的呼吸器官，它位于胸腔内，左右各一个，是气体交换的场所。肺主要由反复分支的支气管及其最小分支末端膨大形成的肺泡共同构成，肺泡是人体与外界不断进行气体交换的主要部位，数目很多，外面缠绕着丰富的毛细血管和弹性纤维。肺泡壁和毛细血管壁都很薄，各由一层上皮细胞组成。这些都有利于进行气体交换。

气体进入肺泡内，在此与肺泡周围的毛细血管内的血液进行气体交换。人体吸入空气中的氧气后，透过肺泡进入毛细血管，通过血液循环，输送到全身各个器官组织，供给各器官氧化过程所需；各器官组织产生的代谢产物，如二氧化碳再经过血液循环运送到肺，然后经呼吸道呼出体外。经过肺泡内的气体交换后，血液就由含氧气少而含二氧化碳多的静脉血，变成了含氧气多而含二氧化碳少的动脉血。

支气管是由哪些组织构成

（1）黏膜。黏膜表面有柱状上皮细胞和杯状细胞等覆盖。柱状上皮细胞是构成气管、支气管上皮的主要细胞，其上的纤毛具有清除异物的重要功能；杯状细胞是上皮层的分泌细胞，聚集着分泌性颗粒。

（2）黏膜下层。黏膜下层由疏松结缔组织组成。在黏膜下层有黏液腺、黏液浆液混合腺；腺体分布随着支气管的逐级分支越来越少。

（3）外膜。由透明软骨和纤维组织构成，在背面的缺口处由平滑肌束和结缔组织连接构成膜壁。膜壁间的平滑肌束大多是横行排列，平滑肌收缩时可使气道管径变小。外膜内还有血管、淋巴管、神经纤维和脂肪组织等。

气管与支气管的功能是什么

气管和支气管最重要的功能就是运送气体，是呼吸的一

个重要组成部分。除此之外,还有其他的 3 种功能:

(1)由于气管、支气管的管壁上有腺体分布,能分泌黏液滋润气管、支气管黏膜,加湿气体。

(2)气管自身清理功能,气管和支气管纤毛运动呈波浪式,方向朝外,这种运动能将灰尘和异物向上推送至咽喉,使之便于咳出。

(3)产生咳嗽反射,咳嗽反射属于防御性呼吸反射。

支气管进入肺内是怎样一种情况

支气管进入左右两肺后,逐级分支,而且愈分愈细,形成树状。

什么是上下呼吸道

上呼吸道:即呼吸道开始的一段,包括鼻腔、咽腔、喉头等。大家熟悉的上呼吸道感染(简称上感),就是指这部分呼吸道发生了感染。上呼吸道的主要作用是调节吸入气体和作为气体的通道。调节的主要作用为过滤、湿化、对吸入空气加温。吸入的空气可以调节到 37℃ 左右,并达到 95% 的相对湿度,符合人体生理要求。上呼吸道的吞咽反射有保护作用,使口腔分泌物或食物不致误吸到呼吸道。上呼吸道还有嗅觉和发音的功能。

下呼吸道:即指声门以下,包括气管和支气管。它以骨和软骨环作支架,内覆黏膜,外盖结缔组织及平滑肌纤维。下呼吸道不仅是空气通过的管道和气体交换的场所,而且具有防御、清除异物、调节空气温度和湿度的作用。气管炎、支气管炎就是最常见的下呼吸道疾病。

了解老年支气管炎

什么是急性支气管炎

急性支气管炎的主要症状是,病初为短、干性痛咳。3 天后,随着渗出物的增加,则变为湿、长咳,痛感减轻。咳嗽之后常伴发呕吐。两侧鼻孔流浆液、浆液黏性或黏液脓性鼻液,当咳嗽时,流出量增多。

什么是慢性支气管炎

临床上以长期顽固性咳嗽为特征。早晚气温较低或饮食刺激时,频频发咳。无并发症时,体温、脉搏无变化。病初呼吸无变化,以后由于支气管黏膜结缔组织增生变厚,支气管管腔变得狭窄,使发生呼吸困难。当并发肺气肿时,呼吸将变得极度困难,这种呼吸困难的特征是呼吸性的或混合性的,并有肋间凹陷与出现息劳沟。

什么是老年慢性气管炎

老年慢性支气管炎又简称"老慢支",是指气管、支气管黏膜及其周围组织的慢性非特异性炎症。

老年慢性气管炎的特点是什么

此病多发生老年人群中,早期症状较轻,且病程进展缓慢,多在冬季发作,春暖后即可缓解,故往往不被人们重视。病情表现为:咳嗽、咯痰或伴有喘息及反复发作;常并发阻塞性肺气肿,甚至肺动脉高压、肺源性心脏病。它是一种严重危害老年人健康的疾病之一。

怎样确诊老年慢性气管炎

有咳嗽、咯痰或伴喘息，每年发病持续 3 个月，连续两年或者两年以上，并排除其他心、肺疾病，如肺结核、尘肺、哮喘、支气管扩张、肺癌、心脏病、心力衰竭等，即可作出诊断；如每年发病不足 3 个月，而有明确的检查依据（如 X 线、呼吸功能等）也可作出诊断。

老年人群为什么易发生慢性气管炎

首先是因为老年人随着年龄的增长免疫力逐渐下降，再加上冬季冷空气的刺激，很容易使老年人患上感冒、上呼吸道感染等疾病，久而久之不重视治疗，便引起了慢性支气管炎的发作；其次老年人的分泌腺，特别是性腺及肾上腺皮质功能衰退，呼吸道防御功能退化，免疫球蛋白减少，从而为慢性支气管炎的发病提供了内在条件；另外长期患慢性疾病者，因长期服用肾上腺皮质激素，和接受化疗、放疗的癌症患者，免疫力也会受到抑制，同样容易患支气管炎。

引发老年慢性支气管炎的外部因素有哪些

（1）吸烟。国内外的研究均证明吸烟与慢支的发生有密切关系。吸烟时间愈长，烟量愈大，患病率也愈高。戒烟后可使症状减轻或消失，病情缓解，甚至痊愈。

（2）感染。感染是慢支发生发展的重要因素，主要为病毒和细菌感染，鼻病毒、黏液病毒、腺病毒和呼吸道合胞病毒为多见。在病毒和病毒与支原体感染损伤气道黏膜的基础上可继发细菌感染。从痰培养结果发现，以流感嗜血杆菌、肺炎球菌、甲型链球菌及奈瑟球菌4种为最多见。感染虽与慢性支气管炎（慢支）的发生发展有密切关系，但目前尚无足够证据说明为其首发病因。只认为是慢支的继发感染和加剧病变发展的重要因素。

（3）环境污染。如刺激性烟雾、粉尘、大气污染（如二氧化硫、二氧化氮、氯气和臭氧等）的慢性刺激，常为慢支的诱发病因之一。调查发现，有长期接触工业刺激性粉尘和有害气体经历的人，慢支患病率远高于其他人群。故环境污染也是本病重要诱发病因。

（4）气候。寒冷常为慢支发作的重要原因和诱因。慢支发病及急性加重常见于寒冷季节，尤其是气候突然变化时。寒冷空气刺激呼吸道，除减弱上呼吸道黏膜的防御功能外，还能通过反射引起支气管平滑肌收缩、黏膜血液循环障碍和分泌物排出困难等，很容易继发感染。北方的老年人之所以患此病者要远远高于南方人，气候寒冷是重要原因。

（5）各种过敏源。据调查，喘息型支气管炎往往有过敏史。在患者痰液中嗜酸粒细胞数量与组胺含量都有增高倾向，说明部分患者与过敏因素有关。尘埃、尘螨、细菌、真菌、寄生虫、花粉以及化学气体等，都可以成为过敏因素而致病。

引起老年慢性支气管炎的内在因素有哪些

（1）呼吸道局部防御及免疫功能减低。正常人呼吸道具有完善的防御功能，对吸入空气具有过滤、加温和湿润的作用；气管、支气管黏膜的黏液纤毛运动，以及咳嗽反射等，能净化或排除异物和过多的分泌物；细支气管和肺泡中还存在分泌免疫球蛋白 A（SIgA），有抗病毒和细菌的作用。因此在正常情况下，下呼吸道始终保持无菌状态。全身或呼吸道局部的防御及免疫功能减弱，可为慢支发病提供内在的条件。老年人常因呼吸道的免疫功能减退，免疫球蛋白减少，呼吸道防御功能退化，单核－吞噬细胞系统功能衰退等，导致患病率较高。

（2）自主神经功能失调。当呼吸道副交感神经反应增高时，对正常人不起作用的微弱刺激，即可引起支气管收缩痉挛、分泌物增多，而产生咳嗽、咳痰、气喘等症状。

老年慢性支气管炎常见并发症有哪些

（1）老年性肺气肿：此病是老年慢性支气管炎最常见的并发症。由于患者肺泡壁纤维组织弥漫性增生，上管腔狭窄和痰液阻塞，呼气不畅，故发生阻塞性肺气肿。许多中老年人，不仅因此过早地丧失劳动能力，长期咳喘，痛苦万分，而且往往对病症悲观失望，有的甚至对人生丧失信心。

（2）支气管肺炎：慢性支气管炎症蔓延至支气管周围肺组织中，患者有寒战、发热，咳嗽增剧，痰量增多，且呈脓性。白细胞总数及中性粒细胞增多。X 线检查，两下肺叶有斑点状或小片状阴影。

（3）支气管扩张：慢性支气管炎反复发作，造成支气管黏膜充血、水肿，形成溃疡，管壁纤维组织增生，管腔或多或少变形，扩张或狭窄。扩张部分多呈柱状变化。

怎样判定慢性支气管炎病情的严重程度

判定慢性支气管炎的病情轻重，主要依据患者咳嗽、咳痰以及喘息的轻重程度而定。慢性支气管炎可分为两型：单纯型和喘息型：

（1）单纯型支气管炎的病情判断：昼夜咳嗽频繁，影响活动和睡眠，夜间 12 小时咳痰为 50 毫升以上，具备以上任何一项者均为重度单纯型慢性支气管炎；患者虽然咳嗽较多，但不影响活动和睡眠，夜间 12 小时咳痰在 25 – 49 毫升之间，则为中度慢性支气管炎；虽然常有咳嗽，但夜间 12 小时咳痰量在 10 – 24 毫升者，则为轻度支气管炎。

（2）喘息型支气管炎的病情判断：喘息型慢性支气管炎一般咳、痰、喘、哮鸣音四种临床表现同时存在，但以喘息为主。患者在静息时喘息明显，不能平卧者为重度；静息时喘息较轻，仅早晚喘息加重，尚能平卧者为中度；静息时无喘息，而早晚有喘息发作者为轻度。

老年慢性支气管炎的治疗与预防

老年慢性支气管炎的治疗

慢性支气管炎缓解期治疗为什么非常重要

当"慢支"不发作时，即称为缓解期。缓解期的治疗非常重要。在缓解期，病情会不断变化，如果身体失衡积蓄到一定的程度，在诱发因素如变应原、呼吸道感染的作用下，就会发生哮喘。缓解期是增强体质、改善气道慢性炎症的最佳时期，也是治疗该病的关键时期。不仅可以减轻患者哮喘发作时的症状，而且可以增强患者的体质，增强患者抗病能力，在治疗中有着非常重要的地位。

什么是阶梯治疗法

阶梯治疗是根据患者在缓解期病情变化的情况所制订的治疗方案。当患者病情加重时，就增加药物剂量或种类，称为升级治疗；当病情明显得到改善且趋于稳定时，减少药物剂量或种类，称为降级治疗。在阶梯治疗过程中，要特别注意遵守"急升慢降"的原则，就是病情加重时要尽快升级，而病情缓解时则不要急于降级，应等病情稳定一个时期后再降级，否则降级很难成功。那么患者应怎样配合进行阶梯治疗呢？一要了解阶梯治疗方案的内容。如常用抗炎药物的作用、用量、用法、不良反应等。二要写病情日记。要求每个患者细心观察自己的病情，认真地测定呼气峰流速，并坚持做好日记。三是遵从医嘱。要求患者一定要遵从医师制订的用药方案，不要随意更改，尤其不要自认为症状已经减轻或消失就自行停药，否则会使治疗前功尽弃。

什么是中医吸入疗法

吸入疗法是目前中医治疗慢性支气管炎哮喘性发作的主要手段之一。肺所居的特殊位置和其特有的解剖、生理特点，决定了吸入疗法的可行性和有效性。该疗法具有操作方便、安全、用药剂量小、见效快、不良反应少等特点，更易于被患者所接受。

吸入疗法对治疗哮喘作用是什么

吸入疗法通过吸入方式使药物进入气管、支气管，甚至细支气管、肺泡，使之直接发挥作用，从而达到降低肺血管阻力、改善肺部微循环、控制呼吸道炎症、解除支气管痉挛、稀释痰液利于排出、改善临床症状和体征等治疗目的。

中药雾化吸入疗法多采用哪几种办法

中药吸入疗法最常用的方法是中药雾化吸入，一般有以下几种办法：

（1）壶式雾化。将药物放入有嘴的壶中，加水煎煮，使蒸气从壶嘴中冒出。

（2）杯与瓶式雾化。将药物放入搪瓷杯或电热杯中，加水煮沸，产生气雾；或者先把药物放入砂锅中加水煎煮，再将药液倒入保温瓶中，使之冒出气雾。

（3）气雾剂雾化。将药液加入适量喷射剂，制成气雾剂。

（4）机器雾化。将所需的药液通过机器化成气雾。

患者用口鼻吸入从壶嘴或杯及瓶口中冒出的气雾，或者口含雾化机器的皮管，以达到治疗目的。

吸入治疗可能给患者带来哪些不良反应

吸入治疗是治疗哮喘的最好给药方式，其不良反应明显地小于全身用药，但如果长期应用或使用方法不当，也可能产生一些不良反应，如吸入激素可引起口腔内真菌感染、声音嘶哑、口腔内小血肿等，这些不良反应多数可以通过用药后漱口来避免。吸入色甘酸钠的不良反应很少，偶有咽部刺激感、口干、恶心等。吸入型支气管扩张剂的不良反应主要表现为：大剂量使用后产生类似于全身用药的不良反应，因此应避免盲目增加剂量。如果每日支气管扩张剂的使用超过4次，则应考虑加强抗炎治疗。

治疗老慢支可参考哪些外治疗法

控制慢性支气管炎发作非服药疗法即称外治疗法。外治疗法主要有针灸、按摩、拔罐、离子透入、封闭疗法、超声雾化吸入、穴位叩击、药熨疗法等，这些疗法只能配合内服药进行辅助治疗，不能完全替代内服药。

治疗老慢支平时要注意哪些问题

（1）积极控制感染。在急性期，遵照医嘱，选择有效的抗菌药物治疗。常用药物有：复方磺胺甲基异噁唑、多西环素（强力霉素）、红霉素、青霉素等。治疗无效时，也可以选用患者未用过或少用的药物，如麦迪霉素、螺旋霉素、头孢霉素等。在急性感染控制后，及时停用抗菌药物，以免长期应用引起不良反应。

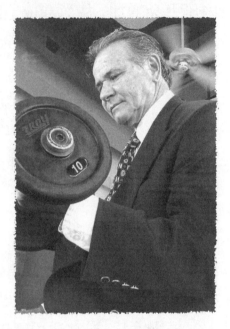

（2）促排痰。急性期患者在使用抗菌药物的同时，应用镇咳、祛痰药物。对年老体弱无力咳痰的患者或痰量较多的患者，应以祛痰为主，不宜选用强烈镇咳药，以免抑制中枢神经加重呼吸道炎症，导致病情恶化。帮助危重患者定时变换体位，轻轻按摩患者胸背，可以促使痰液排出。

（3）保持良好的家庭环境卫生，室内空气流通新鲜，有一定湿度，控制和消除各种有害气体和烟尘，戒除吸烟的习惯，注意保暖。

（4）加强体育锻炼，增强体质，提高耐寒能力和机体抵抗力。冬天坚持用冷水洗脸、洗手，睡前按摩脚心、手心，都有一定帮助。

（5）在气候变化和寒冷季节，注意及时添减衣服，避免受凉感冒，预防流感。注意观察病情变化，掌握发病规律，以便事先采取措施。如果患者出现呼吸困难，嘴唇、指甲发紫，下

老年常见病的治疗与调养

肢水肿,神志恍惚,嗜睡,要及时送医院治疗。

怎样防止慢性支气管炎发展成肺心病

由慢性支气管炎并发肺气肿至发展为肺心病是一个缓慢过程,一般需要 6~10 年的时间。当肺气肿形成之后肺泡内压力会增加,从而造成毛细血管腔受压,使肺循环阻力增加。同时因为呼吸功能不全及缺氧,可引起肺小血管反射性痉挛,进一步推动肺动脉压增高,压力增加了右心室的负担,右心室为了要克服增高的阻力,就会逐渐肥厚,最终发生右心室扩张,终至右心衰竭,形成了肺心病。预防的办法是:重视缓解期的治疗,预防感冒,加强呼吸锻炼,增加营养,增强体质等。

病因治疗适用于哪类患者

什么是病因治疗?就是针对病因的治疗。相对于一般治疗、心理治疗、手术治疗、症状治疗等等。

病因治疗,通常适用于慢性气管炎急性发作者。据调查,慢性支气管炎急性发作,大多由细菌感染引起。故在急性发作期,应以积极控制感染为主,采用抗生素治疗,以防病情发展,减少并发症。一般常用抗生素:阿莫西林冲剂 1~2 片 / 次,每日 3 次;或琥乙红霉素 1~2 片 / 次,每日 3 次;感染较重者可肌注或静点青霉素,并可根据痰培养及药敏试验结果,采用 2 种抗生素联合应用以增强抗菌之力。当然,也可根据医嘱选用其他药物。

何谓对症治疗

所谓对症治疗，就是针对症状选用药物治疗。老慢支的对症治疗主要措施是：止咳、化痰、平喘。慢性支气管炎患者因干咳无痰影响休息、睡眠者，可在临睡前予0.5毫克/千克异丙嗪（非那根）口服以镇咳。一般情况下，多选用止咳化痰之剂，以防使用镇咳药物，使痰液不易排出，从而加重呼吸道感染。祛痰药物有：氯化铵、复方甘草片、棕色合剂、鲜竹沥等；或 α－糜蛋白酶2.5～5毫克、庆大霉素4万～8万U、地塞米松（氟美松）2～4毫克加入生理盐水50毫升雾化吸入，每日1次，可化痰平喘。

患者怎样进行简易耐寒按摩

（1）以手摩擦头面部及上下肢的暴露部位，每日3～5次，每次5分钟。

（2）按摩迎香穴：迎香穴位于鼻唇沟止于鼻翼处，以食指轻轻揉1～3分钟，每日2次。

（3）按摩风池穴：风池穴位于颈部颈肌两旁的凹窝中，以双手掌心按摩之，每次30～60下，每日2次或3次。

什么是家庭氧疗

慢性支气管炎患者，特别是合并有阻塞性肺气肿和肺源性心脏病的老年患者，都会有不同程度的肺通气功能障碍，导致缺氧和二氧化碳潴留。适当的氧疗可以改善症状，纠正缺氧。家庭氧疗可选用氧气筒、氧气袋、小型便携式化学制氧机等，原则为低流量，持续性，长疗程。这是一种较好的康复疗法。

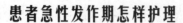

患者急性发作期怎样护理

患者急性发作期,应卧床休息,有发热者,应定时测量体温;痰多者,可进行体位引流;高龄体弱的患者要做好皮肤和口腔护理,防止发生压疮和感染。现将体位引流方法介绍如下:

(1)将患者安置在一定体位(病灶处于高位,引流支气管开口向下)后,拍其背部,或嘱作深呼吸,咳嗽,使痰略出。

(2)在空腹时进行,每日 2 次或 3 次,每次 10 ~ 15 分钟,引流量在每日 30 毫升左右,排痰后给予温沸水漱口。

(3)如排痰不畅、痰黏稠者,可先给予雾化吸入,稀释痰液。

(4)高龄、衰弱、呼吸困难,伴有高血压、心衰的患者不宜进行引流。

生活中预防老年慢性支气管炎

预防老年慢性支气管炎平时要做到哪几方面

(1)戒烟。慢性支气管炎患者不但要首先戒烟,而且还要避免被动吸烟,因为烟中的化学物质如焦油、尼古丁、氰氢酸等,可作用于自主神经,引起支气管的痉挛,从而增加呼吸道阻力;另外,还可损伤支气管黏膜上皮细胞及其纤毛,使支气管黏膜分泌物增多,降低肺的净化功能,易引起病原菌在肺及支气管内的繁殖,致慢性支气管炎的发生。

(2)注意保暖。在气候变冷的季节,患者要注意保暖,避免受凉，因为寒冷一方面可降低支气管的防御功能，另一方面可反射地引起支气管平滑肌收缩、黏膜血液循环障碍和分泌物排出受阻，可发生继发性感染。

（3）加强锻炼。慢性支气管炎患者在缓解期要作适当的体育锻炼，以提高机体的免疫能力和心、肺的储备能力。

（4）预防感冒。注意个人保护，预防感冒发生，有条件者可做耐寒锻炼以预防感冒。

（5）避免污染。避免烟雾、粉尘和刺激性气体对呼吸道的影响，以免诱发慢性支气管炎。

老慢支患者饮食要注意什么

慢性支气管炎患者需要高蛋白、高热量、高维生素的饮食。要多方摄取、合理氨基酸，切忌挑食偏食。饮食要清淡，尽量少食辛辣刺激、油腻肥甘和一些易致过敏的食物，如鱼、虾、蟹等。

患者适宜选择什么样的居住环境

老慢支患者的居住环境要做到优雅安静、空气清新、阳光充足。居室要经常开窗换气，不能常年门窗紧闭，这是有损健康的。居室的温度要冷暖适宜，一般以 15～20℃为最佳。

为什么戒烟多茶可预防老慢支

吸烟会引起呼吸道分泌物增加和反射性支气管痉挛，造成排痰困难，有利于病毒、细菌的生长繁殖，使慢性支气管炎进一步恶化。茶叶中含有茶碱，能兴奋交感神经，使支气管扩张而减轻咳喘症状。

老年患者适宜选择哪些项目进行锻炼

老年患者可根据自身体质,选择医疗保健操、太极拳、五禽戏等项目,并能长期坚持,能提高机体抗病能力。活动量要以无明显气急、心跳加速及过分疲劳为度。

老慢支怎样避毒消敏

有害气体和毒物如二氧化硫、一氧化碳、粉尘等都会使病情加重。家庭中的煤炉散发的煤气、炒菜的油烟都能诱发咳喘,因此厨房居室应注意通风或装置脱排油烟机,以保持室内空气新鲜。此外,寄生虫、花粉、真菌等能引起支气管的特异性过敏反应,应保持室内外环境的清洁卫生,及时清除污物,消灭过敏源。

患者在夏季怎样消除真菌

夏季潮湿温暖,适合真菌生长繁殖,所以夏季真菌哮喘发病率普遍较高,应予以重视。为了抑制真菌的滋生,家人或患者应做到以下几点:

(1)通风。经常通风是最好的办法,同时宜保持室内阳光充足。在潮气特重的时候启用换气扇机械通风;阴雨天把朝南或东南方向的门窗关闭,以减少水汽进入室内;正午时,外面的空气湿度正处在最高值,不宜开窗。

(2)经常暴晒。在阳光明媚的日子,将物品搬到户外暴晒,并将柜子的门打开通风。

(3)室内防潮。地面应铺设防潮层,并用石灰粉刷墙;卫生间要保持下水道通畅,尽量不要让水返流到地面上;搞好厨房卫生,避免油烟污染。

（4）家具防潮。将家具清洁剂涂在家具表面,轻轻擦拭即可清洗。布艺沙发则用专门的吸尘器吸去表面灰尘。在潮湿的天气用吹风筒轻吹沙发,可除去沙发内的湿气。尽量不要使用铁制家具。

（5）使用吸潮物品。

①石灰吸潮。阴雨天可用布料或麻袋裹装生石灰,放置于室内各处,使室内空气保持干燥。

②硅胶吸潮。准备几瓶变色硅胶,把瓶子上戳许多小孔或将里面的颗粒状硅胶用纱布等透气的材料包起来,分放到墙角等潮气大的地方。

③吸湿盒吸潮。吸湿盒通常以氯化钙颗粒作为主要填充物,添加了香精成分,可以集除湿、芳香、抗霉等功能于一体。多用于衣柜、鞋柜的吸湿。

④吸湿包。放置在密封的空间里效果更佳。

⑤竹炭防潮。

⑥除湿机。有条件的家庭可安装除湿机,定期除湿。

⑦除霉。在发霉不太严重的情况下,可使用乙醇刷墙壁。清洗时注意通风,戴防护手套、口罩和眼镜。

⑧远离潮湿环境。患者应远离潮湿环境,避免吸入或食入发霉的东西。

消除尘螨可采取哪些办法

尘螨是引起过敏性哮喘发作的重要过敏原之一。它们在阴暗、潮湿的环境中快速繁殖,在人类生活环境中几乎无处不在。消除尘螨有助于降低过敏性哮喘的发作概率,以下几种方法都能有效消除尘螨：

（1）卧室干燥通风。过敏性哮喘患者宜单独居住，室内陈设力求简单，不要挂置厚绒装饰品或相关物品，以免积尘。避免使用布面家具。卧室要注意防潮，经常开窗保持新鲜空气的流通。

（2）防屋尘措施。屋内易滋生和隐藏尘螨。室内家具、地面、门窗应简单平整，易于清洗。地面最好使用水泥磨面或木质地板。卧具最好用较密的布料制成。室内不要养宠物，不要放置花草。

（3）采用防螨枕芯。枕头是与呼吸道接触密切的卧具，枕芯是极易滋生尘螨的地方。因此，保持枕芯清洁对防止尘螨引发的哮喘有重要作用。将枕芯用不透气材料如塑料袋包严，可有效防止枕芯滋生尘螨。为避免塑料袋太凉，可于外面包裹3层布料，每隔10天左右烫洗布料即可。

（4）经常洗换衣物。衣被勤更换、洗涤，多暴晒、拍打。床罩、被套应每隔10天左右用热水烫杀细菌。最好不用地毯，或保证定期吸尘除螨，卧室中尤应如此。经常洗涤窗帘和长毛玩具。

患者怎样避免接触花粉

对过敏性哮喘患者来说，如果能彻底避免接触花粉，就可以降低发病的概率。虽然彻底避免接触花粉并不现实，但患者还是可以根据自身情况采取以下措施来减少接触花粉的机会：

（1）建立花粉月历。对花粉过敏的哮喘患者应尽快了解自己对哪种花粉过敏、该植物在居住地的开花季节及花粉飘散规律，并将这些情况记录下来作为花粉月历，以便在相应的时间避开或减少接触。

（2）移居。环境的变换可使患者避开花粉过敏原，使哮喘症状明显减轻或消失。因此，有条件的患者可根据花粉月历进行长期移居，或在过敏花粉飘散季节暂时移居到没有或少有该种致敏花粉的地区。

（3）勿在室外久留。白天尽可能少地滞留在室外，尤其是每天花粉浓度高的时间，例如晴天时的傍晚。要进行户外活动，应尽可能选在花粉指数最低的时候，如清晨、深夜，或是阵雨之后。

（4）居室隔离。白天要尽量关闭门窗，以防止花粉飞入室内。也可以安装过滤器，通常是将过滤器与空调配合以滤除进入房间空气中的花粉颗粒。患者若喜欢养花，最好将花草放置在室外，并尽可能减少与花草近距离接触。

（5）择时旅游。对花粉过敏的哮喘患者如果想外出旅游，在季节、地区的选择上要考虑周详，不仅要熟知自己容易对哪些花粉过敏，而且应提前使用抗哮喘药物，并随身携带控制哮喘急性发作的药物。

（6）个人防护。对花粉过敏的哮喘患者可以选择戴眼镜，减少眼睛受到花粉颗粒影响的机会，最好用有镜片的眼镜代替隐形眼镜，或是外出时戴太阳镜。外出时，避开污染物；外出归来时，最好换上干净的衣服。

患者布置新居时要注意哪些问题

人们在乔迁后，总是习惯于对新居进行一番布置。对于有慢性支气管炎患者的家庭，新居布置上要考虑患者的需要，为其创造一个适宜康复的居住环境。首先要注意房间的通风。新居中难免会有装修时产生的刺激性污染物残留，室内污染物的增加也使抗原量增加，因此，要比平时更注重室内通风，以减少室内污染物的存留。其次，要注意避免使用地毯、动物毛毯等，以免尘螨滋生。另外，提倡使用水溶性漆和环保材料，减少有害气体；尽量不要摆放、悬挂不必要的装饰性物品，以免积尘生菌。

怎样清除家庭装修后产生的甲醛

新居装修过程，会使室内一氧化氮、一氧化碳、二氧化碳、二氧化硫、氮氧化物、甲醛等含量明显增加，其中一些污染物气味浓烈、刺激性强，极易引起哮喘病发作。因此，哮喘病患者一定要避免进入正在装修的房间。另外，一些附着于建材上的有害物质不易在短时间内消除，因此，原则上装修后要开窗通风一段时间方可入住。

此外，再向大家介绍一些清除甲醛的方法：

1. 游离状态甲醛的清除

（1）打开门窗自然通风。通过室外空气进入可降低甲醛浓度，但效果并不理想，通风24小时只能使室内甲醛含量减少24%。

（2）室内养植盆栽植物。吊兰、芦荟、虎尾兰等植物吸收甲醛，但作用面积较小，一盆花只能吸收其周围几平方米内的甲醛。

（3）熏蒸法。装修除味剂3克加50毫升水稀释，置于屋内，关闭门窗，可吸收50平方米内的甲醛。

（4）放置吸附剂。在房间各角落里放些活性炭吸附空气中的甲醛。

（5）空气净化器。主要是利用臭氧来除去甲醛。

2. 依附板材表面和板材深层甲醛的清除

（1）使用甲醛清除剂。根据家具、板材是否刷过油漆选取不同型号的甲醛清除剂，对家具、板材使用黏合剂连接的地方要加大用量。

（2）使用光触媒（主要成分是二氧化钛）。光触媒不但能去除甲醛，还能去除苯、氨等挥发性有机化合物等有害气体，同时具有杀菌作用。

空气过滤器对预防和控制哮喘有什么作用

空气过滤器能通过空气交换去除一些分子大小的物质，如空气中的灰尘和一些有害气体。因此，它可以帮助减少室内空气中的过敏原，减少哮喘发作的概率。另外，空气过滤器也有益于其他呼吸道疾病的恢复，如过敏性鼻窦炎、肺气肿和慢性支气管炎等。这些疾病常常作为并发症对哮喘患者产生危害，如果这些病情能得到控制，将有助于患者哮喘症状的缓解。

卧室是配置空气过滤器的首选地点，人们每天在卧室的时间平均超过 8 小时，如条件允许，厨房和客厅最好也能安装。空气过滤器的种类和功能繁多，可根据室内空气质量、经济承受能力、哮喘的类型，以及过敏原类型等因素进行选购。

需要注意的是，空气过滤器的清除功能并不是无限制的，空气中一些病原体和动物毛发，以及隐匿在沙发和地毯中的过敏原无法被空气过滤器清除。因此，即使安装了空气过滤器，仍应对居室每日进行常规清洁。

老年常见病的治疗与调养

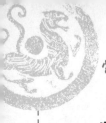

患者为什么要尽量少饮酒

红、白葡萄酒是哮喘最常见的诱因，一般在饮酒1小时内可发生哮喘。葡萄酒诱发哮喘与含亚硫酸盐的食物、阿司匹林及非类固醇消炎止痛药引发的哮喘密切相关。口服激素治疗、哮喘初次发作、年龄较低及曾换用药物治疗的妇女患者中，饮酒更易诱发哮喘。虽然大多数饮酒诱发的哮喘症状较轻，但也可能发生严重哮喘，必须予以重视。

患者夏季为什么应少饮食冷饮

对普通人来说，夏季食用冷饮确实能清热消暑，但对于处于缓解期患者来说却非常不利。如果食用冷饮，反复的冷刺激会导致气道热量损失，使肥大细胞释放过多的炎性介质，引起支气管平滑肌痉挛，从而引发哮喘，即使夏季不发作，秋冬来临也会复发。因此，有哮喘病史者不宜食用冷饮。

患者在夏季使用空调时要注意什么

现在，人们生活水平提高了，多数家庭装上了空调，当人们大汗淋漓地由室外进入室内时，顿时会觉得凉爽和畅快。但是，对于哮喘患者而言，这犹如从夏季突然转入深秋季节，上呼吸道会受到冷空气的突然袭击，使原本就处于高反应状态的气管、支气管反射性地痉挛，引起哮喘发作。另外，使用空调的房间空气往往得不到及时更新，空调器内存积的病毒和灰尘，也能诱发哮喘。因此，空调是诱发夏季哮喘的主要原因之一。

酷暑难当时，空调可以使用，但必须注意以下问题：室内的温度与室外温度相差不要超过 5℃，更不要让空调的出风口正对着患者；从外面热得满头大汗回家时，不要立刻进入空调房间，可以先用干毛巾将身上的汗水揩干，喝一些温开水，待情绪稳定后再享受凉爽；另外，空调房间每天都要彻底清扫，定时开窗换气。

患者在衣着上要注意哪些问题

患者的内衣应以纯棉织品为宜，要求光滑、柔软和平整。应避免穿化学纤维或染有深色染料的衣服。衣服不宜过紧，衣领更应注意宽松。夏秋季节，宜穿着贴身衬衫及长裤。不宜选择有中长纤维毛料的衣物。

有人认为者穿着应该愈保暖愈好，这种说法并不全面。一方面，哮喘患者呼吸器官的抵抗力较差，在秋冬季节更要特别注意颈部的保暖；另一方面也不能保暖得太过分，因为有时过热也会导致哮喘的发作：一部分属于阴虚、内热症的患者如果衣服穿得过多，或晚上棉被盖得太厚，会诱发哮喘；另外，由于过热而出汗，可能在汗水被揩干的过程中着凉而发病。总之，患者应根据自身体质情况和天气变化来增减衣服，冷暖要适宜。

怎样清洗患者的衣物

当家人给老年患者洗衣物时，需要采取特殊的洗涤方式，这样才能彻底消除衣物上的尘螨。

（1）把床上用品放在热水中清洗，或把床垫和枕头放在包装袋里，用这样的方法能使尘螨变应原的数量减少 10 倍。

（2）洗衣水温必须达到 55℃ 以上才能杀死尘螨。对于羽绒被和羊毛材料等不宜用热水洗涤的衣物也应使用温水。另外，也可使用能够杀死尘螨的含有活性成分苯甲酸苄酯的添加剂。

（3）装枕头和床垫的袋子最好采用包括一个棉花聚酯上层和一个乙烯基底层的材料。这可使尘螨无法进入，而且还不会渗水。

（4）在正午时分把室内的小垫子拿到户外晾晒，以便强烈的阳光杀死寄生在潮湿处的尘螨。

常晒和常洗被褥对患者有什么益处

被褥等卧具与患者呼吸道接触密切，卧具在使用一段时间后，其上附着的灰尘、强烈的气味、滋生的尘螨，都极易引起疾病过敏性发作。因此，患者的被褥应经常拆洗、暴晒，能用热水烫洗消毒效果更佳。平时可多备几床被褥以能随时更换，这是防止该病夜间发作的重要办法之一。

哮喘患者为什么不宜养宠物

许多家庭喜欢饲养宠物，然而饲养猫、狗、鸟等宠物容易使哮喘患者病情迁延不愈，甚至引起哮喘急性发作。这是因为宠物的唾液、粪便、尿和皮毛中含有许多导致哮喘的过敏物质，患者长期与之接触，对控制病情十分不利。

燃蚊香为什么易诱发哮喘

蚊香在燃烧时会形成微小尘粒，被吸入后会刺激人的呼吸道。当卧室空间较小，烟雾浓度较大时，可能引起人的咳嗽、胸闷等反应，甚至可能诱发哮喘。另外，蚊香的成分比较复杂,燃烧时形成的烟雾中含有有害成分,对人体伤害很大。

为什么哮喘患者不宜用煤气灶烹饪

使用煤气灶烹饪时,若厨房通风状况不佳,会加剧患者的病情,导致其不停地咳嗽、喘息甚至呼吸不畅。另外,患者使用煤气灶烹饪时,如果厨房内通风不畅,煤气中的二氧化氮会在屋内积聚,从而严重威胁患者的身体健康。研究表明,使用煤气灶烹饪的人患呼吸道疾病的概率,是不使用煤气灶人的2倍。

老年白内障

在医学上，不论晶状体混浊的部位、程度以及是否影响视力，均可称做白内障。

了解白内障

什么是白内障

医学上将眼睛晶状体混浊，称为白内障。老化、遗传、代谢异常、外伤、辐射、中毒和局部营养不良等，均可引起晶状体囊膜损伤，使其渗透性增加，丧失了屏障作用，或导致晶状体代谢紊乱，使晶状体蛋白发生变性，形成混浊。

造成晶状体浑浊的原因是什么

晶状体由晶体囊、晶状体上皮及蛋白含量丰富的晶状体纤维组成。正常的晶状体是透明的，无血管，其营养主要来自房水。当各种原因引起房水成分和晶状体囊渗透性改变，及代谢紊乱时，晶状体蛋白变性、水肿、纤维之间会出现水裂，空泡，上皮细胞增生等情况，这时晶状体便由透明变为混浊，于是白内障发生了。在医学上，不论晶状体混浊的部位、程度以及是否影响视力，均可称为白内障。但在流行病学中，也有将视力下降至 0.7 以下的晶状体混浊才归入白内障的。

白内障患者自觉有哪些症状

患者视物模糊，怕光、看物体颜色较暗或呈黄色，甚至双影及看物体变形等。

什么是老年白内障

虽然造成白内障的原因很多，但尤以老年性白内障最常见。患者多见于 40 岁以上人群，且随年龄增长而增多。

老年性白内障是白内障中最常见者。多为双眼发病，但两眼可分先后，其症状为进行性视力下降而无其他不适。

医学上将老年性白内障分为为皮质性、核性和囊下性白内障 3 种类型。

后囊下白内障是怎么回事

在晶状体后极部囊下的皮质浅层出现金黄色或白色颗粒，其中夹杂着小空泡，整个晶状体混浊区呈盘状，常与皮质及核混浊同时存在，因混浊位于视轴区，早期即影响视力。

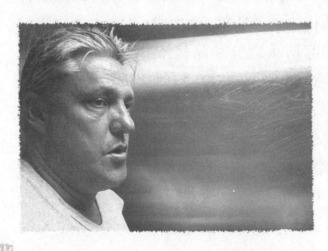

什么是核性白内障

晶状体混浊多从胚胎核开始，逐渐扩展至成人核，早期呈黄色，随着混浊加重，色泽逐渐加深如深黄色、深棕黄色。

核的密度增大，屈光指数增加，患者常感到老视减轻或近视增加。早期周边部皮质仍为透明，因此在黑暗处瞳孔散大视力增进，而在强光下瞳孔缩小视力反而减退。故一般不等待皮质完全混浊即行手术。

何谓皮质性白内障

以晶状体皮质灰白色混浊为主要特征，其发展过程可分为以下4期：

（1）初发期。混浊首先出现在晶状体周边部，皮质，呈楔形，其尖端指向中心，散瞳后可见到眼底红反光中有黑色楔形暗影，瞳孔区仍透明，视力无影响。

（2）未成熟期或称膨胀期。混浊的皮质吸收水分肿胀，混浊加重并向周围扩展，体积渐增大，虹膜被推向前方，前房变浅，有发生青光眼的可能。在未成熟期晶状体前囊下皮质尚未完全混浊，用斜照法检查时，可在光源同侧瞳孔区看到新月形投影。

（3）成熟期。混浊扩展到整个晶状体，皮质水肿减退，晶状体呈灰白色或乳白色。视力降至眼前指数或手动以下，此时晶状体囊腔内的张力降低，晶状体囊与皮质易分离，是白内障手术最理想的时期。

（4）过熟期成熟期。白内障经过数年后，皮质纤维分解变成乳汁状，晶状体核下沉，晶状体体积缩小，对虹膜的支持力减弱，可见虹膜震颤现象，乳化状的晶状体皮质进入前房，可刺激产生晶状体源性葡萄膜炎；若皮质被巨噬细胞吞噬，堵塞房角可产生晶状体溶解性青光眼。

造成老年白内障的原因有哪些

（1）营养素代谢。通过动物观察，发现某些维生素和微量元素缺乏与白内障形成有关，如钙、磷、维生素 E、维生素 A、维生素 B_2 等。

（2）阳光与紫外线。多年来，人们已经注意到阳光参与了人类白内障的形成。在紫外线影响下，磷离子可能与衰老的晶状体中的钙离子结合，形成不可溶解的磷酸钙，从而导致晶状体的硬化与钙化。同时紫外线还影响晶状体的氧化还原过程，促使晶状体蛋白变性，引起白内障。

（3）外界的温度。国外学者普查在高温下工作的 60 岁以上的工人白内障的发病率明显增高。

（4）缺氧。在缺氧的情况下，可使晶状体内钠、钙增加，钾、维生素 C 相应减少，而乳酸增多，促使白内障的形成。

（5）内分泌。内分泌紊乱可以促使白内障的产生，从糖尿病患者发生白内障较一般人高，就足以说明。

（6）硬化脱水。人体在发生脱水的情况下，体内液体代谢紊乱，就会产生一些异常物质，损害晶状体。

老年白内障的治疗与预防

老年白内障的治疗

治疗白内障的常用办法是什么

一般只有手术才能治疗白内障。由于手术显微镜、显微手术器械和人工晶状体的应用，缝线材料和局部麻醉方法的改进，近 30 年来白内障手术取得了重大的进展。目前多采用白内障摘除术，术后通过在眼内植入人工晶状体，或配戴眼镜及角膜接触镜（隐形眼镜）来矫正视力。

老年白内障患者怎样选择最佳手术时机

一般的标准是，白内障患者视力降低到 0.3～0.5 就应该手术治疗。也有一些特殊要求的患者，虽然视力比 0.5 要好，但白内障的程度已经影响到日常生活，也应该及早接受白内障手术治疗。

术前需做哪些检查

白内障术前应了解玻璃体视网膜视乳盘黄斑区是否正

常及脉络膜有无病变，这对白内障术后视力恢复会有正确的估计。检查可借助 A 型及 B 型超声波了解有无玻璃体病变、视网膜脱离或眼内肿物；也可了解眼轴长度及脱位的晶状体位置，视网膜电图（ERG）对评估视网膜功能有重要价值。如果是单眼白内障患者，为排除黄斑病变、视路疾患所致的视力障碍，术前可作诱发电位（VEP）检查。此外，亦可应用视力干涉仪检查未成熟白内障的黄斑功能。

手术治疗白内障通常有哪些方法

1. 现代白内障囊外摘除术

它是一种在同轴光照明下的显微手术。基本的手术方式是刺破并撕去前囊中央部分，将晶状体核娩出，用白内障同步注吸针头吸净周边囊袋内的皮质，保留完整的晶状体后囊和周边的前囊。白内障外摘除术的主要优点是保留了晶状体后囊，便于植入和固定人工晶状体，适合于成年人核性白内障患者。

目前，囊外摘除术和人工晶状体植入术是主要的手术方式。缺点是部分患者在术后 1 ~ 5 年内因后囊混浊而影响视

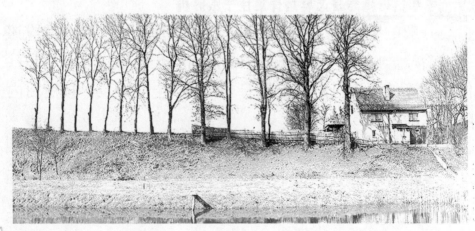

力,需再行后囊切开术。

2. 白内障囊内摘除术

手术方法是离断晶状体悬韧带之后,将晶状体完整摘除。该手术适用于老年性白内障有晶状体硬核或晶状体脱位者。术中可用特殊的囊镊,夹住晶状体前囊或经冷冻头与晶状体冻结黏连在晶状体前囊,将晶状体摘除切口外。由于术后失去了晶状体的支撑作用,玻璃体动度增大,手术后的并发症较多,不易植入后房型人工晶状体。

目前已较少做这种手术。但在欠发达地区,由于一些医院尚不具备显微手术条件,囊内手术仍是主要的方法。对条件较好的囊内摘除术后无晶状体眼,可进行透巩膜的人工晶状体缝线固定术。

3. 白内障吸出术

是指将晶状体前囊刺破后抽吸出混浊的核和皮质的一种囊外术式。主要用于硬核的先天性白内障和软性白内障。近年这一手术已演化为晶状体切除术。

4. 白内障超声乳化术

它是一种囊外摘除术式。基本方法是在角巩膜缘做一3毫米小切口,伸入超声粉碎器将晶状体核粉碎后抽吸出来,这种手术适用于核为中等硬度的白内障。超声乳化术虽然操作复杂,而且价格昂贵,但该技术已成为世界公认的、先进而成熟的手术方式。优点是不需白内障成熟即可实施手术,切口小,无痛苦,手术时间短,不需住院,快速复明。

5. 晶状体囊膜切开或切除术

是指将混浊的后囊以及附着的皮质中央切开达到透光目的。主要适用于先天性白内障或后发性白内障。可应用

YAG 激光行后囊切开术或膜切开术。

6. 光学虹膜切除术

以往对于先天性核性白内障多采用鼻下方节段性虹膜切除术。利用周边部透明晶状体透光，增进视力。由于光线来自视轴外区，成像质量较差。手术后矫正视力多不满意。手术还会破坏虹膜的屏障作用，为以后的手术和光学矫正带来困难。目前已不主张做这种手术。

晶状状体摘除后怎样才能不影响视力

摘除了自身的晶状体对眼睛究竟有什么影响呢？人眼的晶状体除了有透光作用外，还有一个作用是起一个凸透镜，即放大镜的作用。人缺少了晶状体这个"凸透镜"，即形成高度远视状态，看东西往往不清楚，所以手术摘除晶状体后，还必须要植入一个人工晶状体，也就是人们常说的人工晶状体植入术。人工晶状体植入的目的就是矫正由于手术摘除晶状体以后所造成的高度远视。

患者术后应注意什么

白内障手术后患者，出院后就要除去纱布垫遮盖，因此刚开始时患者可能不适应强烈光线，可戴墨镜遮挡强光，同时还可以遮挡灰尘。做了手术的眼睛应滴用抗生素和激素眼药水 1 个月左右，以抗感染。还要定期复查，同时尽量避免碰撞，以免切口愈合不良而裂开。

术后初期为什么不可过度用眼

老年人由于晶状体的弹性减弱，睫状肌的调节力减弱，看书或写字的时间稍长一些就会引起眼球胀痛,甚至头痛不适。因此,阅读和看电视的时间应控制,每隔 1 小时应到户外活动或闭眼休息 10～15 分钟。晚上或光线较暗时,看书时间不应过长,应合理安排阅读和休息。另外,有远视、近视或散光的老年人应到医院检查,配戴合适的远视镜和老花镜,以减少视疲劳。

老年白内障的预防

常吃深绿色蔬菜为什么可预防白内障

常吃菠菜、青椒、芥蓝等深绿色蔬菜能减少紫外线对眼睛的损害。因为抗氧化剂能够保护和对抗氧化累积伤害的影响,使眼睛免受阳光紫外线的损害,进而起到防治白内障的作用。

其中被称作叶黄素和玉米黄质的物质,是类胡萝卜素的一种,具有很强的抗氧化剂作用,它可以吸收进入眼球内的有害光线,并凭借其强大的抗氧化性能,可预防眼睛老化,延缓视力减退,并能将晶状体细胞所受到紫外线辐射的损伤降低至 50%～60%。而叶黄素和玉米黄质多见于深绿色蔬菜之中,如菠菜、青椒、西兰花、芥蓝、羽衣甘蓝等,都富含此类物质。

维生素 C 对预防白内障可起到什么作用

维生素 C 中已被发现有能够起到保护眼睛晶状体的蛋白质和其他成分。另外,维生素 C 还有帮助胶原加强微血管,营养视网膜，避免紫外线的损害的作用。研究显示：健康眼睛晶状体里含有很高的维生素 C 成分，而在白内障患者眼睛的晶状体里，维生素 C 的含量就少得多。水果中含维 C 丰富的如柠檬、芒果、猕猴桃、橙、苹果等；新鲜蔬菜，如萝卜缨、芥蓝、青椒、盖菜、花菜、西兰花、青苋菜、荠菜、菠菜等，都含有丰富的维生素 C。所以，预防白内障或白内障患者，平时要多吃含维生素 C 丰富的蔬菜或水果。

预防老年白内障平时应避免吃哪些食物

1. 少吃高脂肪的食物

油炸食品以及人造脂肪、人造黄油、动物脂肪，这些食物都会加速氧化反应，容易使人患白内障。

2. 少食乳糖类食物

全脂奶粉、牛奶、奶油、奶酪、冰淇淋等乳制品，都含有丰富的乳糖，乳糖通过乳酸酶的作用，可分解成半乳糖。一些老年人由于对乳制品中的半乳糖的代谢能力有所下降，使其沉积在眼睛的晶状体上，蛋白质易发生变性，导致晶状体透明度降低，从而诱发或加重白内障。另外半乳糖还会干扰奶制品中维生素 B_2 的利用，对眼睛也非常不利。

3. 少饮酒或不饮酒

酒对视力会造成极大伤害。中医认为，酒不仅生湿，还会化痰生火，从而加剧眼晶状体混浊和视力模糊。

为什么平日常吃含硒含锌食物可预防白内障

南非开普敦大学的科研人员，对老年性白内障患者食用含硒丰富的食物进行辅助治疗，取得了令人意想不到的效果。

硒是一种半金属元素，视觉的敏锐程度与硒有直接关系。人体缺硒能诱发晶状体混浊而致白内障，这早已被科学家所证实。富含硒的食物有鱼、虾、乳类、动物肝脏、肉类、坚果类等。

另外我国广州中山医科大学和广东省测试分析研究中心，经过大量对照研究发现，血清锌水平与白内障发病率有关。一般认为，动物性食物较植物性食物含锌丰富，且其中的锌容易被吸收。在动物性食物中，以牡蛎、鱼、瘦肉、动物内脏、蛋类中含锌量高。植物性食物中，粗粮、海藻类、坚果、豆类、大白菜、萝卜、茄子中含锌也较多。

老年人预防白内障日常要注意什么

（1）要避免受到过于强烈的紫外线照射。每天眼睛多照射 1 小时的太阳，一年中患白内障的危险性就会增加 10%。研究表明，通常户外工作者患白内障的概率是一般人的 3 倍。所以在阳光强烈时，出门最好配戴防紫外线的太阳镜。

（2）多喝水少食盐。人体在脱水状态下，体液的正常代谢将发生紊乱，从而产生异常的化学物质，损害晶状体，导致白内障。

（3）限制热量摄入。过度肥胖者白内障发生率要比体重正常者高出 30% 左右。因为身体肥胖者会产生过量的 C- 反应蛋白，这种心脏危险因子也可增加白内障发病率。

（4）注意补充维生素。人眼里的维生素 C 的含量比血液中约高出 30 倍。随着年龄增长，晶状体内维生素 C 含量会明显下降，久而久之引起晶状体变性，导致白内障发生。预防白内障，每天应服用 100～200 毫克的维生素 C，也可适当补充谷胱甘肽、维生素 B_1、维生素 B_2、维生素 E 和微量元素硒等。

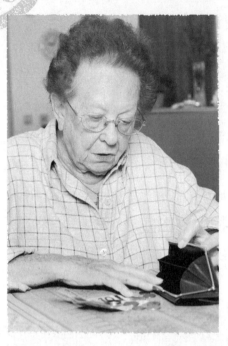

老年常见病的治疗与调养

预防白内障为什么应注重精神调养

老年人预防白内障,精神调养非常重要。俗话说:"火攻眼",而"火"就是从精神郁闷而生。如果精神好了,就能阻止和延缓病情进展的作用。所以老年人应该遇事泰然处之,保持心胸宽广,情绪舒畅,少发脾气。

同时要培养起对养花、养鸟、养鱼的兴趣,来陶冶情操;平时要多与年轻人交谈,以分散自己对不愉快事情的注意力,从而激起旺盛的生活热情。

老年人怎样保护自己的眼睛

保护自己的眼睛就要从两方面做起:平时必须注意眼部卫生和用眼不要过度,否则都会加速白内障的形成。要做到平时避免用手揉眼,不用不洁手帕、毛巾擦眼;而一旦用眼时间过长,就应适当放松,久坐之后,间隔1~2小时起身活动10~15分钟,或是举目远眺,或是做眼保健操。此外,平时还要保持充足的睡眠,以便能尽快恢复身体和视力疲劳。

远离白内障要预防哪些慢性病

预防白内障,首先应积极防治慢性病,包括眼部疾患及全身性疾病。各种慢性病中,尤其是糖尿病最易并发白内障,因此平时要及时有效地控制血糖,以防止该病的损伤眼睛。

平时要注意多摄入哪些营养

预防老年白内障,饮食中要保持丰富的蛋白质、钙、微量元素,多食含维生素 A 、B 族维生素、维生素 C 、维生素 D 的食物。平时尤应多食鱼类,能保持正常的视力。

预防白内障为什么要防止脱水

在发生脱水情况下,体内液体正常代谢就会出现紊乱,产生一些异常的化学物质,从而损害晶状体,导致白内障发生。而对已有白内障患者,脱水可使病情加剧。因此,一旦遇到各种原因引起的腹泻、呕吐,或在高温条件下大量出汗,都应及时补充液体,一般情况下,只需喝白开水、茶水即可。

适当服用阿司匹林对预防老年白内障有什么好处

老年性白内障患者体内氨基酸水平往往较高,其中色氨酸是唯一能与血浆蛋白结合的氨基酸。色氨酸及其代谢产物与晶状体蛋白结合变为棕黄色物质在晶状体沉积,形成白内障。而阿司匹林有减慢白内障病进程的作用,但由于该药对胃黏膜刺激性较大,故应饭后服用。

老年帕金森病与帕金森综合征

　　帕金森病是一种常见于中老年的神经系统变性疾病，多在 60 岁以后发病。主要表现为患者动作缓慢，手脚或身体的其他部分的震颤，身体失去了柔软性，变得僵硬。

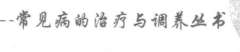

了解帕金森病与帕金森综合征

什么是帕金森病

帕金森病是一种常见于中老年的神经系统变性疾病,多在60岁以后发病。主要表现为患者动作缓慢,手脚或身体的其他部分的震颤,身体失去了柔软性,变得僵硬。最早系统描述该病的是英国的内科医师詹姆斯·帕金森,当时还不知道该病应该归入哪一类疾病,就称该病为"震颤麻痹"。后来,当人们对该病进行更为细致的观察后,发现除了震颤外,尚有肌肉僵直、写字越写越小等其他症状,但是四肢的肌肉的力量并没有受损,认为称麻痹并不合适,所以建议将该病命名为"帕金森病"。

帕金森病的症状是怎样的

(1)姿势与步态。面容呆板,形若假面具;头部前倾,躯干向前倾屈曲,肘关节、膝关节微屈;走路步距小,初行缓慢,越走越快,呈慌张步态,两上肢不作前后摆动。

(2)震颤。多见于头部和四肢,以手部最明显,手指表现为粗大的节律性震颤（呈搓丸样运动）。震颤早期常在静止时出现，作随意运动和睡眠中消失，情绪激动时加重，晚期震颤可呈持续性。

（3）肌肉僵硬伸肌、屈肌张力均增高。被动运动时有齿轮样或铅管样阻力感，分别称为齿轮样强直或铅管样强直。

（4）运动障碍。与肌肉僵硬有关，如发音肌僵硬引起发音困难，手指肌僵硬使日常生活不能自理（如生活起居、洗漱、进食等都感困难）。

（5）其他。易激动，偶有阵发性冲动行为；出汗、唾液、皮脂腺液等分泌增多；脑脊液、尿中多巴胺及其代谢产物降低。

帕金森病的特点是什么

由于帕金森病起病缓慢，最初的症状往往不被人所注意，因此有极大的隐蔽性。

帕金森病的病变部位在哪里

帕金森病的病变部位在人脑的中脑的部位。该处有一群神经细胞，医学上叫做黑质神经元，它们合成一种叫做"多巴胺"的神经递质，其神经纤维投射到大脑的其他一些区域，如纹状体，对大脑的运动功能进行调控。当这些黑质神经元变性死亡至80%以上时，大脑内的神经递质多巴胺便减少到不能维持调节神经系统的正常功能，便出现帕金森病的症状。

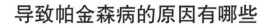

导致帕金森病的原因有哪些

虽然迄今为止该病病因尚不不清楚，但研究人员认为与年龄老化、遗传易感性和环境毒素的接触等综合因素有关。

（1）年龄老化。

（2）环境因素。流行病学调查结果发现，帕金森病的患病率存在地区差异，所以人们怀疑环境中可能存在一些有毒的物质，损伤了大脑的神经元。

（3）家族遗传因素。医学家们在长期的实践中，发现帕金森病似乎有家族聚集的倾向，有帕金森病患者的家族其亲属的发病率，较正常人群高一些。

（4）遗传易感性。尽管帕金森病的发生与老化和环境毒素有关，但是并非所有老年人或处于同一环境的人都会出现帕金森病。虽然帕金森病患者也有家族集聚现象，但至今也没有在散发的帕金森病患者中找到明确的致病基因，说明帕金森病的病因是多因素的。

综上所述，任何单一的因素均不能完满地解释该病的病因。多数研究者倾向于帕金森病的病因是上述各因素共同作用的结果。即中年以后，对环境毒素易感的个体，在接触到毒素后，因其解毒功能障碍，出现亚临床的黑质损害，随着年龄的增长而加重，多巴胺能神经元渐进性不断死亡变性，最终出现帕金森病的临床症状。

什么是帕金森综合征

帕金森综合征，是发生于中年以上成人黑质和黑质纹状体通路变性疾病。病因包括以下几方面：原发性震颤麻痹的病因尚未明了，10%左右的患者有家族史；部分患者因脑炎、脑动脉硬化、脑外伤、甲状旁腺功能减退而引发该病；有一氧化碳、锰、汞、氰化物经历者，也易发此病：因服用利血平、酚噻嗪类药物中毒，及抗忧郁剂（甲胺氧化酶抑制剂等）作用等，都可引起帕金森综合征。

帕金森病和帕金森综合征是否是一回事

两者虽然容易混淆，但却是完全不同的病。帕金森病的病因至今尚不清楚，而且只在中老年人群中发生；而帕金森综合征病因已非常明确，如中毒、脑部感染、脑部外因损伤、药物、脑血管病均可引发此病，另外可起病于任何年龄段。

帕金森病与帕金森综合征的诊疗与预防

帕金森病和帕金森综合征的诊断

根据病因分哪两种类型

1. 原发性

包括帕金森病和少年型帕金森病。

2. 继发性帕金森综合征

（1）感染引起：如脑炎、慢病毒感染等。

（2）血管病变引起：如脑动脉硬化、多发性脑梗死、低血压性休克。

（3）药物引起：如酚噻嗪类、丁酰苯类、抗抑郁剂（单胺氧化酶抑制剂和三环抑制剂）等。

（4）有毒物质引起：如甲基苯基四氢吡啶（MPTP）、一氧化碳、锰、汞、二硫化碳、甲醇、乙醇等。

（5）外伤引起：如脑外伤、拳击性脑病等。

为什么要将帕金森综合征与帕金森病区别开来

帕金森综合征和帕金森病是完全不同的两类病。帕金森病迄今为止病因尚不清楚，病理改变主要为中脑黑质多巴胺神经元变性，以致不能产生足够的多巴胺而发病。而帕金森综合征则是已知病因的综合

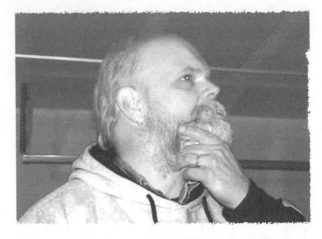

征，脑的病理改变是大脑、中脑黑质－纹状体通路遭到病变破坏，多巴胺神经元变性，以致多巴胺产生不足或不能传输多巴胺来维持正常神经功能所致。将两者区别开来，有利于对症医疗。

怎样诊断帕金森病

对一个具有帕金森病典型症状的患者来讲，诊断是不困难的。但如果发生了静止性震颤、僵直和运动迟缓中的任何两个症状，同时排除了其他帕金森综合征的临床症状，服用左旋多巴制剂后症状改善明显，在临床上就可以诊断为帕金森病。但要真正诊断帕金森病要做脑组织的病理诊断才行，需要在脑组织的切片中找到帕金森病的特异性病理指标：路易体。遗憾的是这在患者术前是无法做到的。

现在还没有一种仪器或化验检查可以诊断帕金森病，在临床上医师让患者进行的一些检查，如脑的 CT 或者磁共振成像检查，主要是为了排除其他一些能导致帕金森综合征的疾病。

帕金森病和老年痴呆症是一回事吗

老年痴呆是指老年期出现的已获得的智能损害，也就是由器质性脑损害导致的基本上不可逆的智能缺失和社会适应能力降低。主要表现为：

在智能方面出现抽象思维能力丧失、推理判断与计划不足、注意力缺失；在人格方面出现兴趣与始动性丧失、迟钝或难以抑制、社会行为不端、不拘小节；在记忆方面出现遗忘，地形、视觉与空间定向力差；在言语认知方面出现说话不流利，综合能力缺失。而帕金森病是一种中老年的神经系统变性疾病，多在 60 岁以后发病，通常帕金森病患者的记忆力及智力均不会受到影响，所以说两者不是一种病。

怎样诊断脑炎后帕金森综合征

本病有明显感染症状，可伴有脑神经麻痹、肢体瘫痪、抽搐、昏迷等神经系统损害的症状，脑脊液可有细胞数轻、中度增高、蛋白增高、糖减低等现象。病情缓解后其帕金森样症状随之缓解，与帕金森病有区别。

怎样对进行性核上性麻痹作出诊断

本病也多发于中老年群体，临床症状可有肌强直、震颤等锥体外系症状。但本病有突出的眼球凝视障碍，肌强直以躯干为重，由于肢体肌肉受累轻，故较好的保持了肢体的灵活性、颈部伸肌张力增高致颈项过伸，与帕金森病颈项屈曲明显不同，与帕金森病有区别。

怎样诊断药物性帕金森综合征

如果过量服用利血平、氯丙嗪、氟哌啶醇及其他抗抑郁药物，均可引起锥体外系症状，因有明显的服药史并于停药后减轻就可诊断为此病。

何谓良性震颤

指没有脑器质性病变的生理性震颤（肉眼不易觉察）和功能性震颤。功能性震颤包括：

（1）生理性震颤加强（肉眼可见），多呈姿势性震颤，与肾上腺素功能的调节反应增强有关；也见于某些内分泌疾病，如嗜铬细胞瘤、低血糖、甲状腺功能亢进。

（2）可卡因和酒精中毒以及一些药物的不良反应。震颤多有心因性诱因，分散注意力可缓解震颤。

（3）其他：情绪紧张时和做精细动作时出现的震颤。良性震颤临床上无肌强直、运动减少和姿势异常等帕金森病的特征性表现。

帕金森病与帕金森综合征的治疗

治疗帕金森综合征的方法有哪些

由于该病与脑组织中多巴胺含量减少，乙酰胆碱功能相对亢进有关，故应补充多巴胺含量和降低胆碱能功能，用法如下：

（1）多巴胺替代治疗。选用左旋多巴，开始500毫克/日，分2次饭后口服，以后每隔3～5日增加250～500毫克/日，直到获得最大疗效且不良反应尚轻为度。一般最适宜剂量为2~4.5克/日，最大剂量不应超过5克/日；金刚烷胺适用于较轻病例，可服100毫克，1日3次。

（2）抗胆碱能药物。常用苯海索（安坦）2~4毫克，1日3次；东莨菪碱0.2~0.4毫克，1日3次；丙环定（开马君）5~10毫克，1日3次。

（3）头针疗法。取两侧舞蹈震颤区及运动区，每天1次，5次为一个疗程，间隔3~5日后可重复一个疗程。

（4）如果药物治疗无效，其他方面情况较好，且是以单侧症状为主的年轻患者，可考虑选择手术治疗。

怎样用"脑起搏器"治疗帕金森病

对帕金森病的治疗，我国目前已经研制出一种新疗法：在脑内装入一个脑起搏器，控制器埋在患者胸部的皮下组织中，埋在皮下的一根电线从控制器经脖子到达脑部，导管末端是一个能定时输出从控制器输过来的电波的机器，机器设有开关，可自由控制，通过刺激患区能减轻甚至控制住患者的抖动。设备动力来自电池，由于电池可长时间使用，且体积很小，故不妨碍患者的正常生活。缺点是它无法根除此病，一旦关掉后，患者仍会出现抖动现象。

帕金森病与帕金森综合征的预防与康复

有哪些病史的人应警惕帕金森综合征

有以下病史的人就应警惕帕金森综合征的发生：

（1）中毒。如一氧化碳中毒，在北方煤气中毒较多见。患者多有中毒的急性病史，以后逐渐出现弥漫性脑损害的征象，包括全身强直和轻度的震颤。

（2）感染。脑炎后可出现本综合征，如甲型脑炎，多在痊愈后有数年潜伏期，逐渐出现严重而持久的帕金森综合征。其他脑炎，一般在急性期出现，但多数症状较轻、短暂。

（3）药物。服用抗精神病的药物如酚噻嗪类和丁酰类药物能产生类似帕金森病的症状，停药后可完全消失。

（4）脑动脉硬化。因脑动脉硬化导致脑干和基底节发生多发性腔隙性脑梗死，影响到黑质多巴胺纹状体通路时可出现本综合征。但该类患者多伴有假性球麻痹、腱反射亢进、病理症阳性，常合并明显痴呆。

患者在康复期间应做到哪些

（1）坚持锻炼和日常经常活动。人体在不活动的状态下，肌肉强直将会使肌肉和肌腱缩短。因此患者无论在治疗期间还是康复期，一定要坚持活动，多散步。每天要有一定量的运动，如拉划船器、玩球，这可以运动自己的双手或双臂。此外，还要经常练踩脚踏运动器、做伸背活动，这样可以拉直弯曲的脊柱及放松双肩。

（2）不可整天呆在家里静养。因为整天躺或坐在家中，反而会限制自己的活动，从而加速肌强直、僵硬的发生。

（3）节食。过量的体重会使患者身体活动更加困难，因此最好的办法就是节食。此外，由于维生素 B_6 拮抗左旋多巴的疗效，因此治疗期间每天应限制摄入维生素 B_6。

（4）过热天少外出。患者震颤本身就已增加了身体热量，使患者对热天特别敏感,所以热天尽可能呆在室内,户外活动可选择在清晨或傍晚。当天气湿热时要穿着宽松,老年人尤其应注意预防中暑。

家人如何帮助帕金森综合征患者料理生活

帕金森综合征患者由于肌肉僵硬、运动障碍,在日常生活中带来诸多不便,需要家人多方面的帮助。那么家人起码要做到哪些呢?

(1)穿着方面。要给患者选择拉链及开襟在前容易穿脱的衣服,避免穿套头的衣服。拉链与纽扣可用尼龙黏链代替。鞋子尽量穿不用系鞋带的,同时鞋子不可是橡胶或生胶底的,因为鞋子抓地时,很容易使患者向前倾倒。

(2)洗浴方面。可在浴盆内或淋浴间地板上铺一层防滑的橡胶垫之类的东西,如有可能,还应在浴盆内放置一把矮凳,以便让患者能坐着洗浴。与此同时,可给患者准备一个长握把的海绵洗浴器械,以方便患者洗浴。患者刮胡子尽可能使用电动刮须刀;刷牙最好使用纸杯或塑料杯,以防摔碎造成浪费。

(3)进餐方面。由于患者肌肉不协调,因此不要催促患者快吃快喝。喝水可选用有弹性的塑料吸管,喝热水时要用有宽把手、且质轻的杯子。同时在患者的碗或盘子下垫一块橡皮垫以防止滑动。

(4)预防感染。由于本病患者容易患支气管炎或肺炎,因此,在出现咳嗽或发热时要马上处理,免得严重感染随之而至。

(5)预防便秘。家人要鼓励患者增加身体活动次数;饮用足够的水；在每天饮食中增加纤维性物质如蔬菜等，迫不得已时才用药物通便。

怎样通过饮食防治帕金森综合征

帕金森综合征多见于老年人，同时合并自主神经功能紊乱，消化功能多有减退，胃肠蠕动乏力、痉挛，容易出现便秘及皮肤油脂分泌过多等。应结合患者饮食喜好，注意食品的结构搭配，副食、荤素以及花色品种的搭配。多食富含纤维素和易消化的食物，多吃新鲜蔬菜、水果，多饮水，多食含酪胺酸的食物，如瓜子、杏仁、芝麻、脱脂牛奶等，可促进脑内多巴胺的合成。

饮食中蛋白质过量为什么会对药效产生影响

给予患者过高蛋白质饮食，可直接降低"左旋多巴"的疗效。因为蛋白质消化中产生的大量中性氨基酸，可与左旋多巴竞争入脑而影响其疗效。因此在患者的膳食中，对蛋、奶、鱼、肉等食品中的蛋白质，每日供给量可控制在体重的0.8～1.2克／千克。如患者有发热、褥疮等情况应增加蛋白质的供给量。

患者怎样吃才合适

对咀嚼、吞咽功能有障碍的患者，进食时以坐位为宜，应选择易咀嚼、易吞咽、高营养、高纤维素的食物。进餐前回想吞咽步骤。进餐时让其将口腔多余的唾液咽下，咀嚼时用舌头四处移动食物，一次进食要少，并缓慢进食，进餐后喝水，将残存食物咽下，以防止发生吸入性肺炎。

对伴有其他疾病的患者怎样调整饮食

对于伴有糖尿病的患者,应给予糖尿病饮食;伴有冠心病及高血压的患者,以高糖、高维生素,适量蛋白质饮食为宜,限制动物脂肪和食盐的摄入。

营养对于帕金森病患者的健康状况起了非常重要的作用。饮食治疗是帕金森病的辅助治疗方法之一,目的在于维持患者较佳的营养和身体状况,并通过调整饮食,使药物治疗达到更好的效果。帕金森病患者饮食与普通人的有许多相同的基本原则,但还需要根据自身病情对饮食作适当调整。

怎样安排患者的一日三餐

患者一天的饮食,食物应保持多种多样,包含谷类、蔬菜瓜果类、奶类或豆类、肉类等。因为多样化食物能满足身体对各种营养的需要,也使饮食本身富于乐趣。在轻松的环境和气氛中愉快进餐,可使饮食成为一种生活享受。

患者为什么应多吃谷类和蔬菜瓜果

通常每天吃 300～500 克的谷类食物,如米、面、杂粮等。从谷类中主要能得到碳水化合物、蛋白质、膳食纤维和维生素 B 等营养,并能获取身体所需的能量。碳水化合物通常不影响左旋多巴的药效。正常情况下,患者每天大约应吃 300克的蔬菜或瓜果类,1～2 只中等大小的水果,即可获得足够的维生素 A、B 族维生素、维生素 C 及多种矿物质和膳食纤维。

患者怎样吃奶类和豆类

奶类含有丰富的钙质,而钙是构成骨骼的重要元素,因此对于容易发生骨质疏松和骨折的老年帕金森病患者来说，每天喝1杯牛奶或酸奶是补充身体钙质的最好办法。但是由于牛奶中的蛋白质可能对左旋多巴的药物疗效有一定影响，因此为了避免影响白天的服药效果，喝牛奶的时间尽可能安排在晚上睡觉前。另外，适当吃些豆制品也可以补充钙质。

患者为什么应限量吃肉

由于食物蛋白质中一些氨基酸成分会影响左旋多巴药物进入脑部起作用，因此需限制蛋白质的摄入。每天最多可吃大约50克的肉类，而且要选择精瘦的畜肉、禽肉或鱼肉。肉类食物可以分配在早、晚或午、晚餐中，但是对于一些患者，为了使白天的药效更佳，也可在一天中只在晚餐安排蛋白质丰富的食物。

患者为什么尽量不要吃肥肉、荤油和动物内脏

不吃肥肉、荤油和动物内脏，有助于防止由于饱和脂肪酸和胆固醇摄入过多，给身体带来的不良影响。饮食中过高的脂肪也会延迟左旋多巴药物的吸收，影响药效。所以家人应尽量用植物油烹调食物。

患者每天喝多少水合适

摄入充足的水分对身体的新陈代谢有利。充足的水分能使身体排出较多的尿量，减少膀胱和尿道细菌感染的机会。充足的水分也能使粪便软化、易排，防止便秘的发生。由于饮水不足和用药上的原因，有的患者会出现口干、口渴、眼干的症状，可以尝试每天比前一天多喝半杯水，以后再逐渐增加，

直到每天的饮水量达到 6~8 杯。

患者怎样做放松和呼吸锻炼

可找一个安静些的地方，放暗灯光，将身体尽可能舒服地仰卧。闭上眼睛，开始深而缓慢地呼吸。腹部在吸气时鼓起，并想象气向上到达了头顶，在呼气时腹部要放松，并想象气从头顶顺流而下，经过背部到达脚底，并想象放松全身肌肉。如此反复，每次练习 5~15 分钟。也可采取坐位，背靠椅背，全身放松，将两手放于胸前做深呼吸，每次做的时间和前者同。

患者怎样进行面部锻炼

由于帕金森病患者的面容通常都是"面具脸"，因此做一些面部动作的锻炼是十分必要的。做面部运动可从以下方面入手：

皱眉动作：尽量皱眉，然后用力展眉，反复数次。

用力睁闭眼鼓腮锻炼：首先用力将腮鼓起，随之尽量将两腮吸入。

做露齿和吹哨动作：尽量将牙齿露出，继之作吹口哨的动作。也可对着镜子，让面部表现出微笑、大笑、露齿而笑、撅嘴、吹口哨、鼓腮等。

患者怎样进行头颈部的锻炼

无论帕金森病还是帕金森综合征患者，他们的颈部往往呈前倾姿势，而且非常僵硬。如果不注意颈部的运动和康复，很容易使这种异常姿势加重，进而发生驼背。对下面介绍的颈部康复方法但要注意,由于帕金森病患者多为老年人,多伴有程度不同的颈椎病。因此,在进行下述锻炼时一定要循序渐进,逐步加大动作幅度,运动时动作要缓慢轻柔。

头向后仰,双眼注视天花板约5秒,然后进行下面的运动:

（1）上下运动:头向下,下颌尽量触及胸部。

（2）左右转动:头面部向右转并向右后看大约5秒,然后同样的动作向左转。面部反复缓慢地向左右肩部侧转,并试着用下颌触及肩部。

（3）左右摆动:头部缓慢地向左右肩部侧靠,尽量用耳朵去触到肩膀。

（4）前后运动:下颌前伸保持5秒,然后内收5秒。

患者如何进行躯干锻炼

（1）侧弯运动:双脚分开与肩同宽,双膝微曲,右上肢向上伸直,掌心向内,躯干向左侧弯,来回数次;然后左侧重复。

（2）转体运动:双脚分开,略宽于肩,双上肢屈肘平端于胸前,向右后转体两次,动作要富有弹性。然后反方向重复。

患者怎样进行腹肌锻炼

（1）患者平躺在地板上或床上,两膝关节分别曲向胸部,持续数秒钟。然后双侧同时做这个动作。平躺在地板上或床上,双手抱住双膝,慢慢地将头部伸向两膝关节。

（2）腰背肌的锻炼:俯卧,腹部伸展,腿与骨盆紧贴地板或床,用手臂上撑维持10秒。俯卧,手臂和双腿同时高举离地维持10秒,然后放松。反复多次。

（3）上肢及肩部的锻炼：两肩尽量向耳朵方向耸起，然后尽量使两肩下垂。伸直手臂，高举过头并向后保持 10 秒钟。双手向下在背后扣住，往后拉 5 秒。反复多次。手臂置于头顶上，肘关节弯曲，用双手分别抓住对侧的肘部，身体轮换向两侧弯曲。

患者怎样做手部锻炼

帕金森病患者的手部关节很容易受肌肉僵直的影响。患者的手往往呈一种奇特屈曲的姿势，导致手掌展开困难；而其他手指间的小关节伸直，又使手掌握拳产生困难。针对这种情况，患者应该经常伸直掌指关节，展平手掌，用一只手抓住另一只手的手指向手背方向搬压，以防止掌指关节畸形。还可以将手心放在桌面上，尽量使手指接触桌面，反复练习手指分开和合并的动作。此外还要反复练习握拳和伸指的动作。

患者怎样进行下肢锻炼

（1）双腿稍分开站立，双膝微屈，向下弯腰，双手尽量触地。左手扶墙，右手抓住右脚向后拉，维持数秒钟后，再换另一侧下肢重复。

（2）"印度式盘坐"：双脚掌相对，将膝部靠向地板，维持并重复。

（3）双脚呈"V"型坐下，头先后分别靠向右腿、双脚之间和左腿，每个位置维持 5～10 秒。

对患者怎样进行步态训练

绝大多数帕金森病患者都有步态障碍。轻者表现为拖步,走路抬不起脚,同时上肢不摆臂,没有协同动作。严重者表现为小碎步前冲、转弯和过门坎困难,因此步态锻炼对患者非常重要。下面就是方法之一:

(1)患者双眼直视前方,身体直立,起步时足尖要尽量抬高,先足跟着地再足尖着地,跨步要尽量慢而大,两上肢尽量在行走时做前后摆动(其关键是要抬高脚和跨步要大)。用此法锻炼时,最好有家人在场,因为这可以随时提醒和改正患者异常的姿势。

(2)患者在起步和行进中,常常会出现"僵冻现象",脚步迈不开,就像黏在地上一样。遇到这种情况,可采用下列方法:首先将足跟着地,全身直立站好。在获得平衡之后,再开始步行,必须切记行走时先以足跟着地,足趾背屈,然后足尖着地。在脚的前方每一步的位置可摆放一块高10~15厘米的障碍物,做脚跨越障碍物的行走锻炼。但这种方法比较麻烦,在家里不可能摆放一堆障碍物,因此借助"L"型拐杖是一个很好的方法。

怎样对患者进行平衡运动的训练

帕金森病患者常表现有姿势反射的障碍,如行走时快步前冲,遇到障碍物或患者突然停步时,很容易跌倒,通过平衡训练就能改善这种情况。

做法是:双足分开25~30厘米,向左右、前后移动重心,并保持平衡。躯干和骨盆左右旋转,并使上肢随之进行大幅摆动。这样对平衡姿势、缓解肌张力大有作用。

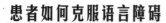

患者如何克服语言障碍

患者常常因为语言障碍而变得越来越不愿意讲话,而这种情况又会加重语言功能的退化,以致和家人失去语言交流的机会,加上帕金森病患者的表情缺乏,常常造成患者和亲属情感上的交流障碍和隔阂。因此,患者必须经常进行语言的功能训练。训练可分以下几方面进行:

(1)舌部运动。舌头是否灵活是讲话的重要条件之一,所以要坚持练习以下动作:舌头重复地伸出和缩回;舌头在两嘴间尽快地左右移动;围绕口唇环行尽快地运动舌尖;尽快准确地说出"拉－拉－拉""卡－卡－卡""卡－拉－卡",每天要尽可能多地重复。

(2)唇和上下颌运动。缓慢地反复做张嘴闭嘴动作;上下唇用力紧闭数秒钟,再松弛;反复做上下唇撅起,如接吻状,再松弛;尽快地反复做张嘴闭嘴动作,重复数次;说"吗－吗－吗……",稍事休息后再重复。

(3)朗读锻炼。缓慢而大声地朗读一段报纸或一篇散文。最好是朗读唐诗、宋词或者现代诗歌(也可以根据自己的喜好来选)。因为诗歌有抑扬顿挫的韵律,读起来朗朗上口,既可以治疗语言障碍,又可以培养情趣。

(4)唱歌练习。唱歌也是恢复语言功能的好方法。患者可以选择自己喜欢的歌曲来练习。有的患者患病之后,虽然说话不利索,可唱歌不会受太大影响。如果能长期坚持练习唱歌,说话也将随之明显改善。更重要的是,唱歌还可以锻炼肺活量,改善说话底气不足,还能预防肺炎的发生。

老年骨质疏松症

　　长期蛋白质缺乏造成骨基质蛋白合成不足，导致新骨生成滞后，如同时有钙缺乏，骨质疏松则加快出现。

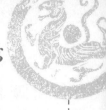

了解老年骨质疏松症

什么是骨质疏松症

骨质疏松症是一种系统性骨病，其特征是骨量下降和骨的微细结构遭到破坏，表现为骨的脆性增加，骨折的危险性大为增加，即使是轻微的创伤或无外伤的情况下，也容易发生骨折。在骨折发生之前，通常无不适表现。

骨质疏松的形成常与哪些因素有关

骨质疏松的形成多与以下因素有关：

1. 遗传因素

骨质疏松症以白种人尤为多见，其次为亚洲人，而黑种人则少见。骨密度是诊断骨质疏松症的重要指标，骨密度值主要决定于遗传因素，其次受环境因素的影响。

2. 营养因素

已经发现青少年时钙的摄入与成年时的骨量直接相关。钙的缺乏可导致甲状旁腺素（PTH）分泌和骨吸收增加，所以低钙饮食者易发生骨质疏松。维生素 D 的缺乏导致骨基质的矿化受损，可出现骨质软化症。长期蛋白质缺乏造成骨基质蛋白合成不足，导致新骨生成滞后，如同时有钙缺乏，骨质疏松则加快出现。维生素 C 是骨基质羟脯氨酸合成中不可

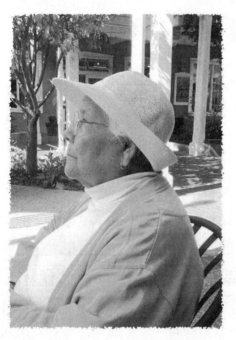

缺少的，能保持骨基质的正常生长和维持骨细胞产生足量的碱性磷酸酶，如缺乏维生素 C 则可使骨基质合成减少。

3. 年龄因素

肌肉对骨组织可产生机械力的影响，如果肌肉发达骨骼就强壮，骨密度值就高。由于老年人活动减少，使肌肉强度减弱、机械刺激少、骨量减少，同时肌肉强度的减弱和协调障碍使得老年人容易摔跤，伴有骨量减少时则易发生骨折。特别是患有脑卒中的老年人，因疾病后长期卧床不活动，导致骨量丢失，更容易出现骨质疏松现象。

4. 药物及疾病因素

常服抗惊厥药，如苯妥英钠、苯巴比妥以及卡马西平，均可引起维生素 D 缺乏，及肠道对钙的吸收障碍，并且继发甲状旁腺功能亢进。过度使用包括铝制剂在内的制酸剂，能抑制磷酸盐的吸收以及导致骨矿物质的分解。糖皮质激素能直接抑制骨形成，降低肠道对钙的吸收，增加肾脏对钙的排泄，继发甲状旁腺功能障碍，以及性激素的产生。

肿瘤，尤其是多发性骨髓瘤的肿瘤细胞产生的细胞因

子,它能激活破骨细胞。胃肠道疾病,例如炎性肠病而导致吸收不良和进食障碍;神经性厌食症会导致快速的体重下降以及营养不良,并与无月经有关。珠蛋白生成障碍性贫血,源于骨髓过度增生以及骨小梁连接处变薄,这类患者中还会出现继发性性腺功能减退症。

5. 其他因素

如酗酒对骨有直接毒性作用。吸烟能增加肝脏对雌激素的代谢以及对骨的直接作用,另外还能造成体重下降并导致提前绝经。长期的大强度运动可导致特发性骨质疏松症。

造成骨质疏松症的病理原因有哪些

（1）骨量减少。应包括骨矿物质和其基质等比例的减少。

（2）骨微结构退变。由于骨组织吸收和形成失衡等原因所致,表现为骨小梁结构破坏、变细和断裂。

（3）骨的脆性增高、骨力学强度下降、骨折危险性增加,对载荷承受力降低而易于发生微细骨折或完全骨折。可悄然发生腰椎压迫性骨折,或在不大的外力下发生挠骨远端、股骨近端和肱骨上端骨折。

哪类人群易患骨质疏松症

该病女性多于男性,而且多见于绝经后中年和老年妇女人群中。随着我国老年人口的增加,骨质疏松症发病率开始处于上升趋势,成为我国乃至全球都越来越关注的老年健康问题。

老年骨质疏松症

老年骨质疏松症患者常有哪些症状

（1）疼痛。老年患骨质疏松症时，椎体骨小梁萎缩，数量减少，椎体压缩变形，脊柱前屈。腰大肌为了纠正脊柱前屈，便加倍收缩，使肌肉疲劳甚至痉挛，而产生疼痛。如果新近发生胸腰椎压缩性骨折，亦可产生急性疼痛，相应部位的脊柱棘突可有强烈压痛及叩击痛，一般2～3周后可逐渐减轻，部分患者可呈慢性腰痛。若压迫相应的脊神经可产生四肢放射痛、双下肢感觉运动障碍、肋间神经痛、胸骨后疼痛类似心绞痛，也可出现类似急腹症痛。如果压迫脊髓、马尾，还可影响膀胱、直肠的功能。

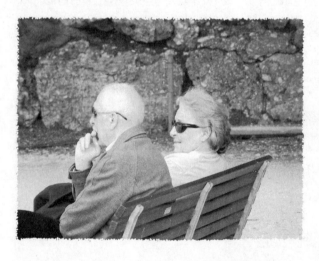

（2）身长缩短、驼背。每人有24节椎体，正常人每一椎体高度约为2厘米左右，老年人发生骨质疏松时，由于椎体压缩，每椎体可缩短2毫米左右，身长平均缩短3～6厘米。

（3）骨折。这是退行性骨质疏松症最常见和最严重的并发症。

（4）呼吸功能下降。由于胸、腰椎压缩性骨折，脊椎后弯，胸廓畸形，可使肺活量和最大换气量显著减少，患者往往可出现胸闷、气短、呼吸困难等症状。

为什么老年女性患骨质疏松症要高于男性

研究人员认为,主要与雌激素降低有关。一些研究证明,雌激素能够影响调节骨代谢的物质,能同时抑制骨形成和骨的吸收过程,使骨吸收量超过了骨形成量,于是产生骨质疏松症。研究还进一步表明,雌激素除了它的间接作用外,还对骨代谢产生直接的作用。从中更说明了绝经后妇女体内雌激素水平下降是她们好发骨质疏松症的原因之一。

老年人为什么易患骨质疏松症

引起中老年人骨质疏松常与下列因素有密切关系:

(1)中、老年人性激素分泌减少是导致骨质疏松的重要原因之一。绝经后雌激素水平下降,致使骨吸收增加已是公认的事实。

(2)随年龄的增长,钙调节激素的分泌失调致使骨代谢紊乱。

(3)老年人由于牙齿脱落及消化功能降低,食欲缺乏,进良少,多有营养缺乏,致使蛋白质、钙、磷、维生素及微量元素摄入不足。

(4)随着年龄的增长,户外运动减少也是老年人易患骨质疏松症的重要原因。

(5)近年来分子生物学的研究表明骨疏松症与维生素 D 受体(VDR)基因变异有密切关系。

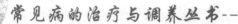

老年骨质疏松症会造成哪些危害

老年骨质疏松的最大危害，就是严重影响老年人生活质量。这种发生于老年群体中的慢性病，仅在北美 50 岁以上的老年人中，妇女患病率约为 25%，男性为 12.5%。髋骨骨折的患者中，有 20% 的人会死亡，而幸存者中有近半数会失去生活自理能力。据世界卫生组织调查，每年死于因骨质疏松引起的骨折妇女人数，已超过乳房癌和卵巢癌死亡人数的总和。中国城市 50 岁以上的老年妇女脊椎骨折发生率约为 15%；骨质疏松是老年人胸腰椎压缩性骨折的主要因素。具体表现为：

（1）骨质疏松症的表现主要为疼痛，身材变矮，骨折。严重骨痛可影响老年人的日常生活、饮食和睡眠等，常使患者生活无规律，牙齿过早脱落，茶饭不思，痛苦异常。

（2）骨折发生率高。骨质疏松症最常见的并发症是骨折，轻微外力即可导致骨折，如咳嗽可发生肋骨骨折。60 岁以上老年人骨质疏松并发骨折者高达 12%。轻者可使活动受限，重者须长期卧床，给社会和家人造成很大负担。

（3）老年人骨折可引发或加重心脑血管并发症，导致肺感染和褥疮等多种并发症的发生，严重危害老年人的身体健康，甚至危及生命，病死率可达 10% ~ 20%。

（4）骨质疏松的危害性，还在于该病常常是在早期没有症状地发生。多数人没有明显症状，而随着年龄增加，骨钙不断地流失，一旦出现症状，骨钙常常已丢失达 50% 以上，短期治疗很难奏效。

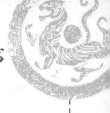

老年骨质疏松症的诊疗与预防

老年骨质疏松症的检查

诊断骨质疏松症要做哪些检查

老年骨质疏松症通常为退行性疾病，诊断主要依靠临床表现、骨量测定、X线片及骨转换生物化学指标检查等，再进行综合分析判断。

患者生化检查的内容是什么

生化检查的主要目的是：（1）对骨质疏松症进行诊断和分型；（2）判断骨代谢状态；（3）判断骨更新率的快慢。具体内容如下：

1. 与骨矿物质有关的生化检查：

（1）血清骨矿物质成分的测定：血清总钙和游离钙、血清无机磷、血清镁。

（2）尿矿物质成分的测定：尿钙、尿磷和尿镁。

2. 与骨转换有关的生化检查：

（1）反映骨形成的生化指标：血清总碱性磷酸酶（TALP）

和骨碱性磷酸酶（BALP）、骨钙素（BGP）、I 型前胶原羧基端前肽（PICP）。

（2）反映骨吸收的生化指标：血浆抗酒石酸酸性磷酸酶（TRAP）、尿羟脯氨酸（HOP）、尿羟赖氨酸糖甙（HOLG）。

X线检查的优缺点是什么

很多基层医院由于受条件限制，往往采用 X 线来检查骨质疏松症。优点是方便，患者费用低；不足之处是该方法只能定性，不能定量，且不够灵敏，一般患者骨量丢失达 30% 以上时，X 线才能有阳性所见。

什么是骨矿密度测量

人体骨架是由许多块骨骼组成，而各部位的骨骼所起作用各不相同，是否会影响到各骨骼的坚硬程度，即为骨密度。

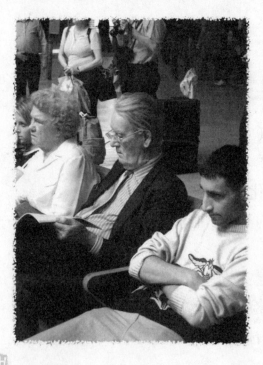

而骨密度是否正常，就需要进行全面测量，其结果就是判断骨骼是否健康的重要标志。

哪些人应做骨矿密度测量

（1）60 岁以上或绝经后女性；65 岁以上老年男性。

（2）常年大量吸烟、过度饮酒者及常年喝咖啡和碳酸饮料者。

（3）不参加体育运动，

很少接受日光照射的脑力劳动者。

（4）患有甲状旁腺功能亢进、甲状腺功能亢进、糖尿病、垂体泌乳素瘤和腺垂体功能减退症患者。

（5）多种慢性肾脏疾病导致肾性营养不良的患者，肾透析患者。

（6）胃肠疾病、吸收不良综合征，胃肠大部分切除术后，慢性胰腺疾病，慢性肝病，营养不良以及长期静脉营养支持治疗的患者。

（7）各种原因所致的偏瘫、截瘫、运动功能障碍、肌营养不良和肌强直综合征等患者。

（8）器官移植术后患者。

（9）长期使用糖皮质激素、免疫抑制剂、肝素、抗惊厥药、化疗药、含铝抗酸剂、甲状腺激素、慢性氟中毒、促性腺激素释放激素类药物的患者。

骨矿密度测量要用哪些方法

骨密度测量就是通过 X 射线束穿透身体之后，扫描系统将接受的信号传送到计算机进行数据处理，计算骨矿物质含量、面积、骨矿密度。

（1）单光子吸收测定法（SPA）。

（2）双能 X 线吸收测定法（DEXA）。

（3）定量 CT（QCT）。

（4）超声波（USA）。

老年常见病的治疗与调养

老年骨质疏松症的治疗

怎样治疗骨质疏松

由于引起骨质疏松症的原因多种多样，因此其治疗方案也是不尽相同。

（1）对于膳食中因钙摄入量不足而引起的骨质疏松，主要以补充钙为主，必要时还可辅以维生素 D 制剂；

（2）对于性激素水平降低引起的骨质疏松，则以性激素补充为主，研究证明雌激素替代疗法可减少绝经后妇女骨折的发生率。

目前按对骨代谢生长的作用特点可分为三大类药物：即促进骨钙形成药物、抑制骨钙吸收药物、促进骨细胞形成药物，所以应根据造成骨质疏松的原因和症状再进行具体选用。

各种口服钙剂各有哪些特点

常用口服钙剂主要有碳酸钙、枸橼酸钙、乳酸钙、葡萄酸钙以及活性钙等。它们各自的特点是：

（1）碳酸钙：每 1 克含元素钙 400 毫克，由于在胃内经胃酸（主要是盐酸）作用转变为可溶性钙盐才能被吸收，因此如果胃酸不足，可导致钙吸收不理想。而老年人中多数胃酸分泌不足，因此，本品在老年人中的生物利用度尚有待进一步研究。

（2）枸橼酸钙：每 1 克含元素钙 212 毫克，在正常志愿者和无酸症者中，本品的吸收均优于碳酸钙，可适用于老年患者；研究还表明，使用本品后，尿中草酸钙结晶和肾结石的形成会有所减少。

（3）乳酸钙：每1克含元素钙130毫克，水溶性较好，由于钙含量较低，需要一次服用多片，不怎么方便。

（4）葡萄糖酸钙：每1克含元素钙90毫克，水溶性较好，但钙含量低，服用量大。

（5）活性钙：多数经高温处理，活性成分水溶液呈较强的碱性，对机体的影响有待进一步研究。

抑制骨吸收的药物有哪些

本类药物可抑制破骨细胞的活性，减少骨钙的流失，减少钙的排泄等。主要有雌激素、孕激素、雌激素受体调节剂、降钙素、双磷酸盐和噻嗪类药物等。

雌激素和孕激素的替代疗法，适用于绝经（生理或手术绝经）后妇女。防治骨质疏松已有多年历史，在骨质明显缺失前服用雌激素效果最佳。据统计，可平均使骨质缺失推迟9年。值得注意的是，对于已发生脊柱压缩骨折的老年妇女，服用雌激素可使骨吸收减少，但长期应用又可造成继发性形成骨减低。因此，雌激素虽可减缓骨质疏松的发展，但不能使骨密度恢复正常。而且对于65岁以上的妇女，其骨质缺失和更新速率减低，雌激素治疗成效不大。

雌激素可以减缓骨质疏松进程，但不能使骨质恢复正常，况且某些雌激素的合适剂量以及疗程尚无定论，通常认为连续使用10年才能有效地降低骨折发生率，但长期服用激素一则患者依从性差，二则易出现阴道出血，乳房肿胀发硬及乳腺癌、静脉血栓发生率高等不良反应。因此，凡有乳腺癌家族史的患者则不推荐本类药物。

常用雌激素有雌二醇、雌二醇甲酯、炔雌醇等，以及复方制剂如结合雌激素（妊马雌酮，Premarin）、共轭雌激素／甲羟孕酮（Prempro、Premphase）、乙炔诺酮／炔雌醇（FemHRT）等。

孕激素与雌激素类似，可以改善骨的代谢，与雌激素合用，可以减少发生子宫内膜癌的危险。替勃龙（Tibolone，利维爱）具有雌激素和孕激素的作用，也有弱的雄激素作用，可促进合成代谢，每日2.5毫克对更年期后的骨质疏松有益。

中医对骨质疏松是怎样论治的

中医认为，"肾主骨"，因此对于骨质疏松症，多从治肾虚入手，采取补肾壮骨、益精填髓兼以活血化瘀、益气养血办法，并根据脾虚及肝郁等临床症状进行辨证分型论治。在植物药中，淫羊藿等滋养肾虚药物，在老年性骨质疏松症的临床防治中已得到肯定疗效，在动物实验中也被证实。淫羊藿等对破骨细胞有直接抑制作用，同时又可促进成骨细胞的生长，使钙化骨形成增加。

长期服用维生素D制剂补钙要注意哪些问题

长期服用钙制剂，尤其是同服维生素D制剂，虽可增加血钙浓度，增加洋地黄苷的作用，但会诱发心律失常；如果与噻嗪类利尿剂及雌激素合用，虽然可增加对钙的吸收，但容易导致高钙血症。

通常，日常膳食中钙摄入对血压会产生一定的影响，因此高血压患者补钙，应在医师药师的指导下进行。

降钙素与维生素D同用，可减弱降钙素对高钙血症的作用；维生素 D 制剂与含磷药物合用，容易引起高脂血症。有研究表明，羟乙磷酸钠与噻嗪类利尿剂合用，可有效降低骨折发生率；雌激素、钙和氟化物，对预防绝经后妇女骨折效果虽显著，但有争议；雌激素与甲状旁腺激素合用，疗效明显。

老年骨质疏松症的预防

骨质疏松症的"三级预防"内容是什么

（1）一级预防：强化全民健康教育，增强防治意识。从青少年起就要合理膳食，多吃富含钙、磷的食物；适当运动锻炼；不吸烟，少饮酒，少喝浓咖啡、浓茶和碳酸饮料；适量地摄入蛋白质。

（2）二级预防：对骨质疏松症的高危人群，尤其是绝经后的妇女，要开展骨密度检测，对确有明显骨量丢失及骨质疏松者进行积极、有效的综合性防治。加强防跌、防碰等措施，积极预防骨折的发生。

（3）三级预防：对患有严重骨质疏松症或已骨折者进行积极、有效的综合治疗，并进行各种康复训练，最大程度地改善功能状态，提高生活质量。

适当运动为什么可防治老年骨质疏松症

适当运动可以使骨质疏松的发生减缓，或使其程度减轻。运动可以强化骨骼，而且在户外运动时，无形中就增加了日照时间，使维生素 D 的来源有了补充。老年人可以适当做一些像散步、打网球、跳舞、打太极拳等强化和支持背部的特殊运动。运动配合补钙就能提高预防效果。

某大学研究人员曾对30位更年期以后的妇女,做了钙及运动对骨密度影响的研究,结果证明,运动组的脊柱矿物质密度增加了0.5%,而不做任何运动者则下降了37%,这表明运动、饮食及生活方式,在减少骨质疏松症发病率上产生了相当大的影响。

预防骨质疏松症为什么要多吃高钙食物

高钙食物是老年人日常饮食中的选择重点,哪些食品钙源丰富呢?如牛奶、奶制品、虾皮、虾米、鱼(特别是海鱼)、动物骨、芝麻酱、豆类及其制品、蛋类及某些蔬菜等,都是含钙丰富的食物。其中牛奶不仅含钙量高,而且奶中的乳酸又能促进钙的吸收,是最好的天然钙源。

预防骨质疏松为什么应注意补肾

中医学认为,肾主藏精,精生髓,髓居骨中,骨赖髓以滋养。大多数中医学者认为,骨质疏松症与肾关系密切,经研究结果表明,补肾中药可影响骨骼生长和恢复。因此中医治疗骨质疏松多从补肾入手。此外,肝、脾与骨质疏松也有着一定的关系。所以中医常用益肝补脾之法用来治疗骨质疏松。日常可选用一些具有补肾、益肝、健脾的中药材,配合食物做成药膳经常食用。

多晒太阳为什么可预防骨质疏松

紫外线能刺激某些皮脂制造维生素 D,因此阳光也是维生素 D 的绝好来源。所以每天 1~2 次,每次 10 分钟处于阳光下，是解决维生素 D 不足的最好办法。当然不可在阳光最强的时候暴晒，以上午 10 点以前和下午 3 点以后为佳。阳光照射后使自身产生维生素 D 是最好的办法，因为过量服用维生素 D 也是有害的，会增加骨质再吸收。如果在冬季或是寒冷地带日照不足时，必须在医师指导下来确定维生素 D 用量，一般每天 400 国际单位的用量是适宜和安全的。

预防骨质疏松要慎用哪些药物

老年人应慎用的药物，如利尿剂、甲状腺补充品、抗血凝素、四环素、异烟肼、抗癌药、泼尼松等，因为它们均可影响骨质的代谢。若正在服用利尿剂，需提高钙质的剂量。噻嗪利尿剂具危险性，而且可能引起肾结石。勿将此利尿剂与钙剂及维生素 D 合用。

对骨质疏松症的治疗为什么非常重要

骨质疏松症一旦确定，想要使它逆转相当困难，而且在诊断确定前发生的损害，通常都是永久性的。但不应放弃努力，可使用激素、钙剂及氟化物治疗，可使病情的发展缓慢下来，甚至停止。

预防骨质疏松在生活中要远离哪些东西

健康的生活方式对预防骨质疏松症大有裨益。因此平时要做到不吸烟、酗酒、喝浓咖啡，因为这些东西均可增加骨质疏松症的危险性。此外，啤酒与其他酒类相比，对髋关节骨折的影响更为明显，因此老年人应该少喝啤酒。

预防骨质疏松要养成哪些习惯

防止身体缺钙，必须避免酸性物质摄入过量，养成好的生活习惯。如彻夜唱卡拉 OK、打麻将、夜不归宿等生活无规律，都会加重体质酸化。此外，不食用被污染的食物，如被污染的水，农作物，家禽、鱼、蛋等，要吃绿色有机食品，以防止病从口入。同时要保持良好的心态，不要有过大的心理压力，压力过重会导致酸性物质的沉积，影响代谢的正常进行。注意以上这些，就可以保持弱碱性体质，从而预防骨质疏松的发生。

预防老年骨质疏松症为什么应少吃盐

吃盐可导致骨质疏松的原因是，人体对多余盐分的处理往往是排除体外，盐里主要所含的钠，其排泄过程往往和钙一起排泄。所以，高盐饮食的结果是导致钙流失加快。因此每天盐的摄入量不要超过 5 克。

定期进行骨密度测量有什么好处

定期到医院做骨密度检查可及早发现疾病。

当骨密度降低并出现腰背及关节痛时，医师可及时应用抑制骨丢失、促进骨生成的药物治疗。一般来说，老年人每年最好检测 1 次或 2 次。

老年前列腺病

在老年时期，睾丸功能退化，激素水平降低，前列腺炎发病率有所下降，而良性前列腺增生症的发病率则明显升高。

了解常见前列腺病

老年前列腺病有什么特点

在老年时期,睾丸功能退化,激素水平降低,前列腺炎发病率有所下降,而良性前列腺增生症的发病率则明显升高。资料显示,51～60岁的男性,约有50%出现病理上的前列腺增生,到80岁时,约有90%的男性出现前列腺增生。

另一种老年人常见病为前列腺癌。此种疾病在欧美国家的发病率颇高,在我国的发病率相对较低,但近年来有迅速增长的趋势。此外,前列腺还可发生结核、结石、肉瘤等多种疾病,但发病率相对较低。

前列腺病为什么很少受到重视

首先,尽管前列腺病的发病率非常高,而且是临床上诊断最多的疾病之一,但由于该病不会对生命构成威胁,大部分慢性前列腺病患者对自身的疾病状况并不十分清楚,也不一定寻求医疗帮助。

其次,由于前列腺炎患者的症状多为不典型且多样化,对该病的分类和诊断也缺乏统一的标准，往往容易造成漏诊、误诊。

第三，前列腺病很多都表现不出任何症状，因此患者不会因为前列腺病而专门就诊。

第四，医师的素质和对前列腺疾病认识的差异，也可以影响到对前列腺病的准确诊断，很多情况下前列腺病容易被医师忽视。

以上诸多原因，就使得前列腺病就成为可治可不治的疾病。

前列腺炎

什么是前列腺炎

前列腺炎是由于前列腺受到微生物等病原体感染，或某些非感染因素刺激而发生的前列腺炎症反应以及由此造成的前列腺区域不适或疼痛、排尿异常、尿道异常分泌物等临床表现，是一种常见且让人感到十分困惑的疾病。前列腺炎有急、慢性之分。

急性前列腺炎的症状是怎样的

急性前列腺炎的表现为恶寒、发热、乏力等全身症状；局部症状是会阴或耻骨上区域有重压感，久坐或排便时加重，且向腰部、下腹、背部及大腿等处放射，一旦有小脓肿形成，疼痛会加剧而不能排便；尿道症状为排尿时有烧灼感、尿急、尿频，可伴有排尿终末分叉或尿道脓性分泌物；直肠症状为直肠胀满、便急和排便感,大便时尿道口可流出白色分泌物。

慢性前列腺炎的症状是怎样的

慢性前列腺炎多由急性转化而来,其特点为:症状多样化,轻重亦千差万别,有些可全无症状,有些则浑身不适。常见的症状大致有以下几个方面:

(1)排尿不适。可出现膀胱刺激症,如尿频、排尿时尿道灼热、疼痛并放射到阴茎头部。清晨尿道口可有黏液等分泌物,还可出现排尿困难的感觉。

(2)局部症状。后尿道、会阴和肛门处坠胀不适感,下蹲、大便及长时间坐在椅凳上胀痛加重。

(3)放射性疼痛。慢性前列腺炎的疼痛并不止局限在尿道和会阴,还会向其附近放射,以下腰痛最为多见。另外,阴茎、精索、睾丸阴囊、小腹、腹股沟区(大腿根部)、大腿、直肠等处均可受累。需要指出的是,慢性前列腺炎引起的腰痛在下腰部,与骨科原因的腰痛如肌筋膜炎、腰肌劳损等虽易混淆,但后者多在系皮带处附近,较前列腺炎引起的腰痛位置偏高,可以鉴别。

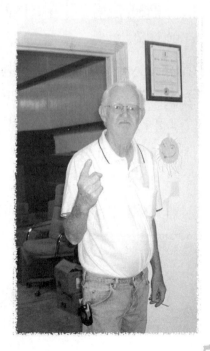

(4)性功能障碍。慢性前列腺炎可引起性欲减退和射精痛,射精过早症,并影响精液质量,在排尿后或大便时还可以出现尿道口流白,合并精囊炎时可出现血精。

(5)其他症状。慢性前列腺炎

可合并神经衰弱症，表现出乏力、头晕、失眠等；长期持久的前列腺炎症甚至可引起身体的变态反应，出现结膜炎、关节炎等病变。

前列腺增生症

什么是前列腺增生症

前列腺增生过去又称前列腺肥大，是因前列腺增大而引起的各种症状。

老年人为什么多患前列腺增生

前列腺增生症是老年男性的常见疾病，发病特点一般在40岁后开始发生增生的病理改变，50岁以后开始出现相关症状。前列腺增生是由于实质细胞数量增多而造成的组织、器官的体积增大，是各种原因引起的细胞有丝分裂活动增强的结果。人的前列腺自出生后到青春期前，前列腺的发育、生长缓慢；青春期后，生长速度加快，约至24岁左右发育至顶峰，30～45岁间其体积较衡定，以后一部分人趋向于萎缩，腺体体积变小；而另一部分人则趋向于增生，腺体体积逐渐增大，一旦压迫前列腺部尿道，就造成膀胱出口部梗阻而出现排尿困难的相关症状，即前列腺增生症。由于此种增生属良性病变，故其全称为良性前列腺增生症。

患前列腺增生会出现哪些症状

前列腺增生常有以下症状：

（1）尿频。无论白天还是夜晚，排尿次数都显著增多，特别是夜尿次数增多明显，以致影响患者的睡眠和休息。这是由于尿道受前列腺压迫，每次排尿都不能将膀胱里的尿液完全排尽引起的。

（2）排尿困难。站在小便池旁要好一会儿才能排出尿液。这在医学上称为"初尿缓慢"或"排尿等待"。正常人排尿开始后2秒钟即可有尿排出，而前列腺增生的患者初尿时间明显延迟。

（3）排尿无力。指排尿时尿流的冲力消失，"射程"缩短，不能成为一条抛物线，显得"有气无力"，有时候甚至往下滴。

（4）尿流分叉。正常人排尿时尿流集中成一束水柱"倾泻而下"，而前列腺增生者因尿道受到压迫，排出的尿液变成两股而"分道扬镳"。

（5）排尿中断。尿液不能一下子排出，要分成几段排。即排一会略停顿后再排。这是由于前列腺肥大后，尿液经常积在膀胱排不干净，尿酸盐沉淀形成结石，堵塞了尿道内口所致。

（6）淋漓不尽。排尿终了总感觉"尿不尽"，还会有尿液滴滴答答地滴出，为此常弄湿裤裆。

（7）尿失禁。在不知不觉中尿自行流出。这是由于膀胱内积存有大量尿液，使膀胱内的压力逐步升高，在咳嗽、用力等腹压增加时自行溢出。

（8）尿潴留。患者自觉膀胱胀得厉害，可就是排不出尿来，这是很严重的症状，往往需要插导尿管才能解决。

前列腺增生会造成哪些危害

（1）前列腺增生可能导致肾脏损害甚至尿毒症。由于增生的前列腺压迫尿道，膀胱需要用力收缩才能克服阻力将尿液排出体外。如果膀胱的压力长期不能解除，残留在膀胱内的尿液将逐步增加，形成尿潴留，严重时需要导尿，同时膀胱肌肉就会缺血缺氧，变得没有张力，膀胱腔变大，最后膀胱里的尿液会倒灌到输尿管和肾盂而引起肾积水，严重时肾功损害会出现尿毒症，此时将会危及生命。

（2）老年人的膀胱结石都与前列腺增生有关。在尿路通畅的情况下，膀胱里一般不会长出石头，即使有石头从输尿管掉到膀胱里也能随尿液排出。患前列腺增生的老年人情况就不同了。

（3）前列腺增生可能诱发老年人的疝（小肠气）等疾病。多数前列腺增生患者会出现排尿困难症状，需要用力和憋气才能排尿。由于经常用力，肠子就会从腹部薄弱的地方突出来，形成疝（俗称小肠气）。

（4）引起感染。前列腺增生患者往往有不同程度的尿潴留情况，膀胱内的残余尿液就好像一潭死水，一旦细菌繁殖就会引起难以控制的感染。

（5）引起尿潴留和尿失禁。尿潴留可发生在疾病的任何阶段，多由于气候变化、饮酒、劳累使前列腺突然充血、水肿所致。当膀胱过度膨胀时，尿液会不自觉地从尿道口溢出，这种尿液失禁的现象称为充盈性尿失禁，这样的患者必须接受急症治疗。

（6）易引发前列腺肿瘤。前列腺增生如不及时治疗，容易转变成前列腺肿瘤，到这个时候治疗将变得更加困难，危害生命的可能性也更大。

前列腺炎和前列腺增生是否是一回事

前列腺炎是由微生物等引起的，前列腺炎是与激素分泌有关。前列腺炎是成年男性的常见疾病，而前列腺增生属于老年男性的常见疾病。严格说来它们并不是一回事，但它们彼此之间又可以同时存在，而且还有一定的关系。原因是当增生的前列腺对膀胱出口部造成明显的梗阻后，膀胱逼尿肌不能将尿液完全排空而出现残余尿，此时的膀胱已经处于失代偿状态。残余尿是细菌感染繁殖的重要原因，加之膀胱黏膜的防御机制受到损害，故极其容易诱发尿路感染，因此也容易造成前列腺的感染。

老年前列腺增生的预防与治疗

老年前列腺增生的预防

老年人预防前列腺增生为什么应重视早期症状

一般来说,前列腺增生发生前,通常会出现以下症状:

(1)尿频。是前列腺增生的早期信号,最明显的早期迹象为夜尿次数增加,且随着尿路梗阻的进展而逐渐增多。

(2)尿意不爽。排尿后,尿道内有隐痛或尿后淋沥、残尿滴出或下腹部不适。这些均不属于正常人排尿后的生理感觉。

(3)尿线(流)变细。由于排尿能力减弱,尿线变细,尤其是腺体增生使尿道口边缘不整齐,严重影响了尿线射流。

(4)排尿费力。尿道发生梗阻,尿液排泄的阻力就会增加,必须用力增加腹压,方能克服排尿阻力,因此排尿费力。

(5)尿液改变。有些患者由于前列腺充血或前列腺内血管扩张,使血管破裂出血,此时可见血尿。有的患者由于尿路梗阻,尿流阻滞,容易并发尿路感染,则可出现脓尿。

(6)后尿道不适和会阴部压迫感。由于前列腺增生使后

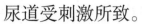

尿道受刺激所致。

哪些生活习惯易引发前列腺增生

（1）喜欢吃辣椒等刺激性食物。吃辣椒后可以刺激消化道，泌尿道充血，容易引发便秘，这些都是对前列腺局部代谢十分不利，都可以诱发炎症的发生。

（2）长期习惯性便秘。从解剖的位置上看，前列腺的后叶紧贴着直肠，如果便秘，粪块可在直肠中向前挤压前列腺，造成局部血循环障碍。另外，便秘会产生一些毒素，进入血液中会引起全身功能障碍，降低机体免疫水平，引发各种疾病，包括前列腺增生。

（3）久坐。有些是职业上的原因，如长途汽车司机；有些则是习惯，如长时间打麻将，一坐就是4～5小时。长时间坐着，一方面腹压会对前列腺的压力加大，一方面，坐姿时，前列腺体处于水平位上，它的尿道前列腺部和开口于它的前列腺腺管，将处于同一平面位置上，一旦尿中有菌，容易逆行入腺管造成炎症。

（4）酗酒。俗称"喝大酒"。喝酒的时候可以使全身的毛细血管充血，造成轻度的水肿，前列腺也不例外，而前列腺周围都是肌肉纤维结缔组织，由于水肿主要是向内向腺体内肿，故容易被感染出现前列腺增生。

（5）不爱喝水。正常人通常一天至少要喝7杯水（约2000毫升）。而有些人偏偏认为，自己不渴，干嘛要喝水呢？其实错了。因为当一个人感觉到口渴时，体内已经缺水了，缺水就会造成代谢上的轻微障碍，所以不喝水，尿就会浓缩，这时尿中的有害有毒物质就会聚积，容易回流入前列腺管，造成危害致病。所以，不爱喝水的人容易得前列腺病。每天早晨起床不妨先喝 1 杯或 2 杯凉白开。

选择合适的坐姿为什么有助于预防前列腺增生

当人正常端坐的时候，重心自然落于前列腺的位置，坐的时间久了，增生的前列腺必然要承受体重的压力，因而难免造成增生的前列腺向尿道管扩张而压迫尿道，严重者会造成排尿困难，甚至闭尿。如果前列腺增生患者日常坐姿有意识地将重心移向左臀部或右臀部可以左右臀部适当轮换，这样就可以避免人体重心直接压迫增生的前列腺，从而避免或减轻增生的前列腺压迫尿道。长期采用此方法，对增生的前列腺无疑可以起到意想不到的保护作用。

老年人预防前列腺增生为什么要避免坐凉椅子

老年人在户外聊天、散心和活动后，通常喜欢坐在休闲区、公园或小区健身园处的凉椅子上，殊不知无意中受凉会使前列腺交感神经兴奋，引起前列腺充血而诱发前列腺增生。所以应该随身带一个隔凉的垫子，坐下前垫在座位上。

老年人憋尿有什么害处

由于老人年纪大了行动不便，有时就会憋尿强忍不排，这样就会影响前列腺局部的血液循环，加重局部水肿，最终导致排尿困难。正确的做法是，如果自己行动不便，可在身边提前准备一个小便器，一旦有了尿意，可随手拿过来使用。

经常进行体育锻炼对预防前列腺增生有什么好处

经常进行体育锻炼对于预防前列腺增生十分重要。因为积极参加一些如跑步、爬山、游泳、打球、做操等体育运动，不仅可以加快机体的血液循环和新陈代谢，改善前列腺局部的血液循环，减轻前列腺瘀血，而且还有利于保持睾丸功能，延迟睾丸功能的衰退；增强机体抗病能力，减少尿道炎、膀胱炎及前列腺炎的发病概率。

预防前列腺增生在生活中要注意哪些问题

（1）少食辛辣刺激食物。前列腺增生患者应少食辛辣刺激性食物，保持大便通畅，可使症状减轻。

（2）严格禁酒。饮酒可使膀胱颈及前列腺充血而发生急性尿潴留，故应严格禁酒。

（3）适量补充饮水。有些患者因尿频而不敢饮水，其实饮水过少可致脱水，尿液浓缩易形成结石。故白天饮水不应限制；晚间可适量减少饮水量。

（4）防止感冒受凉。天气突然变冷时，前列腺增生患者症状往往会加重。患者应适时保暖，预防感冒及上呼吸道感染。

预防前列腺增生为什么应避免长时间骑车

骑车与久坐一样，可造成会阴部及前列腺局部的充血及血液循环障碍，长期如此会导致慢性前列腺病的发生。而且骑车过久，坐位可直接压迫会阴前列腺部，容易造成会阴部麻木或疼痛、排尿困难、腰部酸软等症状。因此平时要注意这一问题，尤其是慢性前列腺病患者。一般持续骑车时间应控制在 30 分钟以内，如果路途较长，应在骑车途中适当下车活动一会儿再骑；也可适当调整车座的角度，使其前部不要太高；还可加上海绵垫，使车座变得柔软舒适，也可减少前列腺充血现象。

秋天怎样预防前列腺增生

秋天通常是前列腺疾病高发季节，这是因为秋天早晚气温温差大，容易受凉导致疾病的发生。所以中老年男性在秋天尤其要注意预防前列腺增生。

（1）要防止受寒。秋季天气寒冷，因此应该注意防寒保暖。预防感冒和上呼吸道感染的发生；不要久坐在凉石头上，因为寒冷可以使交感神经兴奋增强，导致尿道内压增加而引起逆流。

（2）要保持会阴部清洁。男性的阴囊伸缩性大，分泌汗液较多，加之阴部通风差，容易藏污纳垢，局部细菌常会乘虚而入，从而导致前列腺炎和前列腺肥大。因此，经常清洗会阴部是预防前列腺增生的一个重要环节。

（3）经常按摩保健。可以在临睡以前做自我按摩，以达到保健的目的。小便后稍加按摩可以促使膀胱排空，减少残余尿量。会阴穴为生死穴，可以通任督二脉，按摩使得会阴处血液循环加快，起到消炎、止痛和消肿的作用。

预防前列腺增生为什么应重视自我心理调节

前列腺病的发病机制尚不十分清楚，到目前为止还没有一种特效药物或特效方法能将其根治。所以积极预防，心理上进行自我调节，才有利于防病治病。

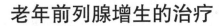

老年前列腺增生的治疗

治疗前列腺增生有哪些方法

对前列腺增生除药物外主要有以下治疗方法：手术疗法、微波疗法、射频热疗、激光疗法、尿道支架和前列腺扩裂器等。

怎样手术治疗前列腺增生

对于前列腺增生症残余尿经常超过 60 毫升或经常发生尿潴留及感染的患者，外科手术仍是重要而有效的方法。目前常用的手术方法主要有以下几种：

（1）耻骨后前列腺切除术，为使用最多的手术方式，适用于膀胱有合并症者；

（2）耻骨后前列腺切除术，适用于单纯性前列腺增生腺体体积较大者；

（3）耻骨后尿道外前列腺切除术（即 MADIGAN 手术）可较好地保持尿道的完整性；

（4）经尿道前列腺电切术（TURP），适用于腺体重量在 60克以下不愿行开放性手术或有严重合并症而不耐受开放性手术者。

（5）经会阴前列腺切除术，适合于合并有较严重心肺疾患的患者，目前应用较少。对于不耐受开放性手术者，还可施行单纯性膀胱造瘘术。

手术治疗前列腺增生有哪些优缺点

手术的优点是：切除前列腺增生部分，解除尿路梗阻，见效快。缺点是：并发症多，有些并发症后果还非常严重。此外，手术后亦可复发，同时开刀之苦也为许多高龄患者所顾虑，故患者难以接受。手术早期并发症：多发生在48小时以内，如休克、急性肾功能衰竭、出血，这与手术及麻醉有关。

晚期并发症：发生于48小时以后的康复过程中，因采取术式不同，常见的并发症有：

（1）尿路感染。

（2）继发附睾炎、精囊炎和前列腺炎。

（3）尿瘘。继发于切口感染及下尿路梗阻。

（4）排尿困难。因术中处理不当，操作粗暴及感染，导致尿道狭窄、膀胱颈狭窄所致。

（5）尿失禁。手术损伤尿道外括约肌或膀胱颈前列腺周围平滑肌所致。

（6）尿道直肠瘘。术中损伤直肠壁引起。

（7）性功能障碍。无论采取何种手术方式，都能不同程度地损伤控制阴茎勃起神经，以致出现阳痿。

什么是微波热疗法

微波治疗就是用固定微波热源对前列腺进行加热，效果可使2厘米半径范围的细胞变性、坏死，血管萎缩，使前列腺段尿道变宽而改善症状，尿道壁可保持完好。微波是一种高频电磁波，其能量进入组织场内相互作用，引起离子振荡，或由于分子磁场方向改变，致局部温度升高。

微波治疗前列腺增生的温度为45～47℃，对正常组织亦可造成损伤,为此微波治疗仪有测温装置并由电脑自动监控,还配有水冷却循环系统以保护尿道黏膜等正常组织。治疗方式有经尿道、经直肠和体外 3 种,需反复治疗疗效方明显,但远期疗效不够理想。

什么是射频热疗法

射频的波长,其穿透力更强,具有加热和传感的双重功能,因而热疗的范围也更深,单次治疗多可奏效,时间约 1 小时,不要水冷却系统。

什么是激光疗法

激光治前列腺增生症主要是利用其光致热作用和光致压强作用,目前在前列腺增生症的治疗中多采用连续波激光手术刀,主要有 3 种:

(1)非接触式,激光经空气或液体到达组织而与之接触。

(2)接触式前列腺激光切除,可使用前列腺组织直接气化,前列腺段尿道立即增宽。

(3)间质内插入式前列腺激光凝固术(ILCP),即经会阴作前列腺穿刺通过光导纤维将低能量的 YAG 激光输入增生的前列腺组织。

什么是尿道支架疗法

这种方法就是利用记忆合金支架,目前主要为钛镍合金。本支架具有 40° 以下任意塑形特点,可在 37° 迅速复原。形状为螺旋支架,一般在膀胱镜下放置部位很关键。开始可有尿失禁等反应,2 个月左右可自行消失。

什么是前列腺扩裂器疗法

就是将前列腺扩裂器（自动定位）插入膀胱，作简单的操作盘旋转，即可迅速使扩裂器准确地置于膀胱颈口和前列腺尿道，前列腺联合完全裂开，而不损伤外括约肌，但中叶突入膀胱者不宜应用。

药物治疗前列腺增生的原则是什么

前列腺增生患者如何选择药物呢？

一般而言，药物治疗适用于症状比较明显、但又不太严重的患者。例如，排尿时还不需要用很大力气或无其他并发症；夜尿（晚间入睡后的排尿次数）不超过 3 次；未多次发生尿潴留（尿一点儿也排不出去）者；经检查尿流率（每分钟排出的尿量）虽有一定程度的减少，但残余尿量（排完尿后膀胱内尚余留的尿量）不超过 60 毫升者。

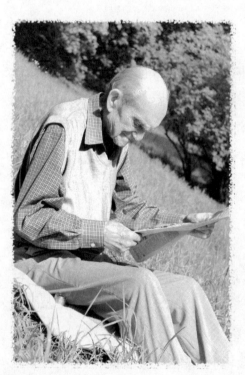

什么是雌性激素疗法

用雌性激素治疗前列腺增生，可使增生的组织萎缩，腺腔缩小，前列腺的体积也会相应缩小。常用的有乙底酚，用法为：第 1 周每日服 3 次，每次 5～6 毫克，以后每日服 3 次，每次 2～3 毫克，连用 1~2 个月为 1 个疗程, 如果有效可以继续服用 1~2 个疗程。也可用戊酸雌二醇或戊酸雌三醇 10 毫克肌注, 每周 1 次, 连用 1~2 个月为 1 个疗程。最近有一种新药, 名叫溴醋己烷雌酚(简称 HL—286 片), 效果优于上述各药, 每日 3 次口服, 每次 10 毫克, 可连用 1~2 个月。

非性激素抗前列腺增生药物有哪些

此类药物能减轻前列腺的充血水肿程度, 从而缓解前列腺对尿道的压迫。常用药物有:克念菌素, 每次口服 70 毫克, 每晚服用 1 次, 连用 1~2 个月; 安尿通, 开始每次口服 2 粒, 每日 3 次, 1 个月后每次改服 1 粒, 每日 3 次, 可长期服用; 前列康也是一种常用的抗前列腺增生药, 每次口服 1~2 片, 每日 3 次。

什么是前列腺局部注射法

药物配方为: 苯酚(石炭酸)9 毫升, 冰醋酸 9 毫升, 甘油 18 毫升加注射用水至 450 毫升, 混合后每安瓿 3 毫升分装灭菌备用。通过会阴部直接注入前列腺 3 毫升, 每 5 天 1 次, 3~5 次为 1 个疗程。有的用 20% 甘露醇经会阴部直接注入前列腺 5~6 毫升。其作用是使前列腺发生无菌性坏死, 液化吸收缩小。

治疗前列腺增生可参考哪些西药

1. 抗雄激素药物

此类药物中应用最广泛为孕酮类药物。抗雄激素药作用是, 使用一段时间后能使症状及尿流量改善, 残余尿减少, 前列腺变小。种类如下：

（1）乙烯雌酚：不良反应是长期使用将增加心血管并发症，有恶心呕吐、男子乳房发育、阳痿。

（2）甲地孕酮：抑制 5-α 还原酶活性，可降低血浆中睾丸酮水平。

（3）氟硝西酰胺：可使患者前列腺体积缩小，残余尿量减少。不良反应有男性乳房发育、恶心呕吐、肝功不正常。

2.α 受体阻断剂

前列腺为腺体组织，但有大量的平滑肌分布，并含有大量的 α 肾上腺素能受体，当患者交感神经兴奋时可引起前列腺平滑肌收缩，引起动力性梗阻。α 受体阻断剂可缓解患者的尿路梗阻症状，对有急性尿潴留者有利于早期拔去导尿管。此类药物中常用的有以下几种：

（1）酚苄明：不良反应常可见头晕、视力障碍及直立性低血压。

（2）酚妥拉明：与酚苄明为同类药物，但因本药起效快，作用时间短，一般可用于急性尿潴留。不良反应同酚苄明。

（3）哌唑嗪：不良反应是，可引起体位性低血压，对性功能无影响。

（4）特拉唑嗪（高特灵）：用法：为选择性 α 受体抑制剂，主要用于缓解膀胱颈部梗阻，改善排尿情况。本品不良反应较少，一般不会引起头晕及直立性低血压。

3.5-α 还原酶抑制剂

本品通过对 5-α 还原酶的抑制，阻断睾酮转化为双氢睾酮，从而阻断前列腺继续增生，临床观察疗效确定。

保列治：本品基本无不良反应，少数患者可引起性功能障碍。

治疗前列腺增生可参考哪些植物类药物

此类药物是从非洲草药、锯叶棕果、花粉等植物中提炼出来的有效成分，具有抑制睾酮在腺体中的作用或直接作用于增生细胞减轻腺体水肿。目前临床上常用的有以下几种：

（1）通尿灵。

（2）保前列。

（3）护前列。

（4）前列康。

（5）舍尼通（前列泰）。此药是纯种花粉经破壳提取有效成分而制成的，特点是药效发挥得快，效果更明显些。

治疗前列腺增生有哪些中成药

（1）金匮肾气丸。

成分：平地黄、怀山药、山茱萸、泽泻、茯苓、丹皮、桂枝、附子。

功效：温补肾阳。

适应证：肾阳不足型前列腺增生症。表现为尿频、夜尿增多，小便不利，畏寒，下半身冷感，舌质淡胖，舌苔薄白。

（2）逍遥丸。

成分：柴胡、当归、白芍、白术、茯苓、甘草、薄荷、生姜。

功效：疏肝解郁健脾和胃。

适应证：肝郁气滞型前列腺增生症。表现为小便不利，甚至不通，情志抑郁，头痛目眩，胁胸胀满，咽干口燥，神疲食少，脉弦而虚。

（3）补中益气丸。

成分：黄芪、甘草、人参、当归、橘皮、升麻、柴胡、白术。

功效：补中益气升阳举陷。

适应证：中气不足型前列腺增生症。表现为小腹坠胀，排尿不畅或量小，甚至小便失禁、食欲不振，气短而声低，舌质淡、舌苔薄、脉细弱。

（4）桂枝茯苓丸。

成分：桂枝、茯苓、丹皮、赤芍、桃仁。

适应证：尿路阏阻型前列腺增生症。表现为小便滴沥，尿线细或有分叉，甚至小便不通，小腹胀满疼痛，舌质紫暗或有阏点，脉涩。

（5）笑康前列贴。

成分：丹参、补肾草、茯苓、川牛膝、大黄、赤芍、蒲公英、紫花地丁、黄柏、血竭、乳香、没药等为主要原料。

适应证：前列腺炎、前列腺增生、前列肥大患者。

使用方法：清洁皮肤，揭开贴片，将小袋中的提取膏均匀涂在医用棉上，贴敷于肚脐（神阙穴）处，轻压周边胶布贴紧皮肤，不漏气；每贴贴敷 2～3 天，两次贴敷间隔 2 小时；按上述方法再贴敷关元穴（肚脐下 3 寸处），效果更佳。

注意事项：①过敏皮肤、皮肤破溃者禁用。②使用中皮肤发红、瘙痒等不良反应时可减少贴敷时间。

（6）首丹王栓。

成分：何首乌、丹参、王不留行、菟丝子、黄柏等。

适应证：前列腺增生。

功效：该药具有补肾化气，清热化湿，活血化瘀等疗效。具有免疫调节、抗炎、促进局部和全身微循环、抑菌作用。

（7）泽桂癃爽胶囊。

成分：泽兰、肉桂、皂角刺等。

功效：行瘀散结，化气行水，主要用于瘀阻型前列腺增生症，缩小前列腺体积，降低前列腺指数，减少残余尿量，减轻上皮细胞增生，对前列腺增生有较好的治疗作用。

适应证：前列腺增生及无菌性前列腺炎。

不良反应：个别患者服后可有恶心、胃部不适、腹泻等症状。体弱或属阴虚、湿热下注者慎用。宜饭后服用。

治疗前列腺增生可参考哪些偏方验方

（1）取独头蒜一枚，栀子3枚，盐少许，捣烂，摊于纸上，贴脐部；或艾叶60克，石菖蒲30克，炒热，布包熨脐。

（2）食盐500克，生葱250克，将生葱切碎，与盐入锅内炒热，然后取出用布包裹。待温度适宜时熨小腹，冷却则换。一般更替热熨数次，约2～4小时可见效。

（3）取麝香1克左右，置于脐中，并用医用胶布覆盖，每4～5日换1次。使用于阳虚尿潴留的患者。

前列腺增生伴有其他疾病时要避免同服哪些药物

当前列腺增生者同时患有多种其他疾病时，往往因为药物的影响，前列腺增生症的改善相对较差。据统计以下几类药物影响较大，建议大家尽量避免与以下各种药同服：

（1）抗精神病药：如氯丙嗪（冬眠灵）、奋乃静、氟哌啶醇（氟哌醇）等，可引起排尿困难。

（2）抗抑郁症药：如丙咪嗪（米帕明）、多虑平（多塞平）及阿米替林、氯米帕明等，也会诱发尿闭症。

（3）平喘药：如氨茶碱、茶碱、麻黄碱及异丙喘宁（奥西那林）等，均可导致排尿困难。

（4）抗心脑血管药：如普萘洛尔（心得安）、硝本地平（心痛定）及维拉帕米（异搏定），皆会抑制膀胱肌而发生尿潴留。

（5）胃肠止痛药：如颠茄、阿托品、东莨菪碱（解痉灵）、山莨菪碱（654-2）、胃疡平、樟柳碱及奥芬溴铵（安胃灵）、丙胺太林（普鲁本辛）等，均会使膀胱逼尿肌松弛，而造成尿闭症。

（6）强效利尿药：如呋塞米（速尿）、依他尼酸（利尿酸）等，可使电解质失去平衡，进而导致尿潴留，故有前列腺增生者须改用中效利尿药，如氢氯噻嗪（双氢克尿噻）、苄氟噻嗪；或低效利尿药，如螺内酯（安体舒通）、乙酰唑胺等。

（7）抗过敏药：如异丙嗪（非那根）、赛庚啶、晕海宁（乘晕宁）、苯噻啶、氯苯那敏（扑尔敏）、苯印胺（抗敏胺）与阿扎他定、美喹他嗪等，均会增加排尿困难，可改用阿咪唑（息斯敏）。

（8）其他：如定定类、安它乐、异烟肼、美加明、曲克芦丁（维脑路通）及中药华山参、枳实等，也可导致尿潴留。

（9）外用药：如阿托品滴眼液与麻碱素滴鼻液也应慎用。

需要强调指出的是，前列腺增生者还应预防感冒并禁酒，因目前常用的抗感冒药：克感敏、感冒通、感冒灵、感冒清及速效伤风胶囊等，均含有氯苯那敏（扑尔敏），会加剧病情；而饮酒能使前列腺充血、水肿，不加注意岂非雪上加霜。因此，建议中老年人在出现以上病症时，最好选用中药治疗；另一方面，当中老年人出现排尿不畅时，也应考虑是否正在使用以上某种药物，而不要一味强调是前列腺增生所致。

老年女性
更年期综合征

在更年期期间，由于卵巢分泌的雌激素急骤降至最低水平，便发生了一系列自主神经功能失调为主的综合征，统称为更年期综合征。

了解更年期综合征

什么是更年期综合征

女性更年期综合征，是指妇女在 45～55 岁绝经前后，由于精神心理、神经内分泌和代谢变化，所引起的各器官系统的症状和综合征。在更年期期间，由于卵巢分泌的雌激素急骤降至最低水平，便发生了一系列自主神经功能失调为主的综合征，统称为更年期综合征。

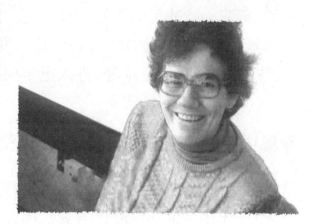

老年女性更年期是指哪一阶段

更年期对女性来说，是指卵巢功能从旺盛状态逐渐衰退到完全消失的一个过渡时期，包括绝经和绝经前后的一段时间。更年期以后便是老年期，在此期间所发生的一系列与更年期有关的症群,便称为老年更年期综合征。

女性为什么会有更年期

女性出现更年期,最重要的原因就是卵巢中没有成熟卵泡的排放。

卵巢是女性的性腺,主要功能为排卵和分泌雌激素,维持月经周期、生育能力和女性性征。卵巢中未发育的卵泡称为原始卵泡。女性新生儿的卵巢中约有 10 万个以上的原始卵泡,在一生中只有 400～500 个卵泡发育成熟,其余的自行退化。

女性在 50 岁左右时,卵巢中的原始卵泡差不多已经耗尽了,而且,经过几十年的沧桑,原始卵泡即使留存下来,对垂体激素的敏感性也明显下降,难以发育成熟并产生足量的雌、孕激素,最终导致绝经,进入更年期。

卵巢中的原始卵泡数量和成熟都受哪些因素影响

医学研究结果表明,女性原始卵泡是由遗传基因来决定,而且存在一定的家庭性差异。因此,女性绝经的年龄有早有迟。而原始卵泡能否发育成熟,则由后天的各种环境因素决定,如初潮年龄、婚姻状况、营养、怀孕与生育、哺乳、避孕药、吸烟、运动、职业、体质、气候、海拔高度、种族、经济状况等因素。

老年女性更年期综合征的表现有哪些

更年期是一个特殊的时期，一般在女性绝经期前后，通常在 40~50 岁，这时卵巢功能逐渐退化，雌性激素合成也日渐减少，造成妇女体内种种生理变化及一些不舒服的症状，如：脸红、盗汗、上半身发热、月经不规则、血压上升，以及时不时会有疲倦、呼吸不顺畅、胸口发闷、焦虑不安、脾气暴躁、失眠、眩晕、耳鸣、心悸、性欲改变等表现。这些都属于更年期综合征。

更年期虽然是女性的自然生理过程，但更年期症状却因人而异，有的妇女症状较严重，有的症状则较轻。

更年期后女性会发生哪些生理变化

（1）卵巢开始退化萎缩。卵巢有产生卵子和分泌雌激素两种功能，进入更年期后，卵巢发育卵泡数量减少，有的还不能发育到成熟阶段，卵巢分泌雌激素的功能也逐渐减弱，从而引起一系列身体变化。

（2）月经发生变化。随着卵巢功能减退，月经首先受到影响，开始时表现为出现无排卵月经、月经周期无规则、出血量时多时少，逐渐地，月经间隔时越来越长，最后彻底绝经。

（3）生殖器官开始萎缩。主要表现为子宫体萎缩，子宫颈变小，阴道缩小、黏膜变薄、分泌物减少、弹性减退、皮下脂肪变少、外阴部萎缩等。

（4）第二性征发生变化。乳房萎缩和下垂，女性体型逐渐消失，喉音变低沉，偶有多毛的现象。

更年期的四大症状是什么

通常来说，绝经后的妇女在更年期会出现以下四大症状：

（1）潮热，是所有更年期女性常有的症状。

（2）心悸，也就是心慌，也是更年期最常见的症状之一。

（3）精神、神经症状表现异常，如多疑、易怒、抑郁等。

（4）腰酸背痛，这是更年期妇女骨质疏松的早期症状。

老年患更年期综合征精神和心理会发生哪些变化？老年更年期综合征心理变化表现，有时比生理变化更为突出，其中就包括心烦意乱、情绪容易波动、激动易怒。患者经常"明知故犯"，虽知不对，却难以自控。睡眠障碍亦颇为突出，经常失眠、早醒、多梦、梦魇、甚至彻夜辗转反侧，从而加重了心理烦躁。其他还有注意力不集中，记忆力下降，精力和体力不支，从事家务力不从心，思维能力减弱等表现。

更年期焦虑症有何表现

少数老年女性更年期综合征患者的症状，实质是一种焦虑症，表现为终日或间歇无故焦急紧张，心神不定，无对象、无原因的惊恐不安。有多种自主神经系统功能障碍和躯体不适感。常常坐立不安，搓手跺脚是焦虑症常见的鲜明特点。

更年期抑郁症有何表现

老年更年期综合征患者的身心功能日益低下，对任何事物都不感兴趣和缺少乐趣,生活无活力,忧郁悲观,情绪沮丧,有消极言行,感到懒散,思维迟钝,缺乏热情。

更年期偏执心理有何表现

不少老年更年期综合征患者敏感多疑,对人不信任,多思多虑,无事生非,猜疑丛生,这是更年期精神疾病表现之一。

男性是否也有更年期

男性更年期一般症状比较轻而隐晦,大多数人会在不知不觉中渡过了更年期。这是由于男子性腺功能衰退过程不像女性那样有明显的标志,但在情绪心理、性欲等各方面的改变方面,与女性更年期症状基本相同,但都不如女性那样明显而急骤。

男子更年期症状虽可表现为与女性类似的烦躁不安、心悸、多愁、耳鸣、失眠、心血管系统不稳定等,但其表现常常以神经质、性功能障碍、易疲劳、记忆力减退等为主。由于男性的性腺功能衰退缓慢,男子的更年期症状出现也比较晚,一般在 55～65 岁才发生,比女性要晚 10 年左右。

老年女性更年期综合征的预防与治疗

老年女性更年期综合征的预防

老年女性为什么应多了解更年期常识

很多中老年女性对更年期都有一种畏惧的心理，觉得一旦进入更年期就真的是"人老珠黄"了。殊不知，这样反而更容易出现焦虑的情绪，加重更年期综合征的症状，所以女性在应对更年期的时候，就要了解一些保健常识，以便防止更年期综合征的发生。更年期不过是一种自然的生理现象，这种症状经过半年到两年左右的时间，体内就会建立起新的平衡，恢复正常的生理状态。

此外，提前认识本病，做好心理准备：正确认识本病的发病原因及其转归，了解其临床表现，对预防本病的发生也能打下良好的基础，即使提前出现早期临床症状，也不会因此而紧张不安。还要正视"负性生活事件"：正确对待突发事件，如丧偶、亲人离别、患病等，对闭经妇女来说也甚为重要，可避免诱发或加重本症。

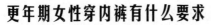

更年期女性穿内裤有什么要求

处于更年期的中老年妇女，不宜穿各种带颜色的内裤。这是因为穿各种带颜色的内裤，其病变的白带往往不容易辨别出来，从而影响一些妇科疾病的早期发现和治疗。

例如，妇女在患滴虫性或霉菌性阴道炎时，其白带的颜色会变成黄白色或水样；在患宫颈癌时，其白带则会变得异常浑浊，甚至带红或者带黄。因此，病变的白带往往是诊断许多妇科疾病的一种手段。

此外，中老年妇女的卵巢功能明显减退，阴道的自然防御能力大大降低，所以各种致病菌很容易侵入体内。因此，妇女特别是中老年妇女最好穿白色棉织内裤，不穿各种花色、红色、粉色、绿色、蓝色、灰色、黑色和黄色等颜色的内裤。以便能从患者的白带中及时发现各种妇科疾病，做到早发现早治疗。

患老年更年期综合征患者怎样安排自己的生活

（1）讲究心理卫生。更年期的到来是自然的生理现象，这种症状经过半年到两年左右的时间，体内就会建立起新的平衡，恢复正常的生理状态。应当以科学的态度来对待这种生理变化，消除顾虑，减少思想负担，排除紧张、恐惧的情绪，避免或尽量减少不必要的刺激。保持精神愉快，心情舒畅，会使不适的感觉减轻或消失。

（2）坚持体育锻炼。为了改善全身血液循环，应尽量到户外活动，如早起一边呼吸新鲜空气，一边慢跑、散步、打太极拳、做广播操、练习气功、跳舞、练习五禽戏等。体育活动能使人精神爽朗，改善机体血液循环，维持神经系统的稳定性，也是缩短更年期,减轻各种不适症状的有效措施。

(3)注意安排好生活与休息。在更年期中饮食起居要有规律,做到劳逸适度,保持充分的睡眠时间,少吃动物脂肪和糖类食物,多吃蔬菜、水果及易消化、有营养的食物。

(4)适当治疗。多数老年更年期妇女不需药物治疗。但如果症状比较明显,影响到日常生活和休息,要服用适量的镇静、解痉或安眠药物进行调治。

(5)重视健康检查。要警惕肿瘤和心血管疾病的发生。由于内分泌代谢紊乱,这个时期生殖系统的肿瘤(包括良性、恶性)的发病率将有所增高。此外这个阶段,原来潜伏在身体里的疾病如糖尿病、冠心病、高血压等也会突现出现。所以应定期到医院做健康检查,以便早期发现、早期诊断、早期治疗。更年期女性平时要多关注自己的身体变化,一旦有了不适症状,就要及时去医院诊断治疗。

(6)用丰富多彩的活动调节精神。适当增加自己的业余爱好,如养鱼、养花、绘画、下棋、听音乐等等,在增加生活情趣的同时,还能保持良好的大脑功能,增进身心健康,对预防本症大有裨益。

(7)适度参加家务劳动。适度的家务劳动不仅可分散自己病痛感,还可和家人一起劳动中,融洽感情,获得理解。

预防更年期综合征要注意哪些问题

(1)要调整好心态、稳定情绪、树立信心、建立和睦的家庭和人际关系,同时要积极投身于自己喜爱的事业和参加各种社会活动。

(2)在饮食上,要提倡合理营养,饮食以低盐低糖,及低脂肪食物为主,但又要保证蛋白质、维生素、碳水化合物及足量的纤维素及矿物质的摄入。

（3）中老年人预防更年期要保证生活有规律,起居有常、劳逸结合,并保证足够的睡眠时间。

（4）预防更年期还要坚持锻炼,以保持骨骼韧带的弹性和力量,提高心肺功能,改善神经系统的兴奋性和灵活性。

（5）中老年人如何预防更年期还包括适度的性生活。因为,和谐美好的性生活有利于维持中老年人的生理与心理的健康,防止早衰。

女性更年期应预防哪些疾病发生

女性 45 岁后进入更年期,50 岁后进入绝经期,由于体内雌激素减少,会出现一系列生理变化,因此要提防一下疾病的发生：

（1）心血管疾病。绝经后动脉粥样硬化及心肌梗死明显增加,妇女 40 岁前心肌梗死极少,而 65 岁时发病为高峰。

（2）血脂升高。女性 55 ~ 64 岁间血脂将逐渐上升,绝经后 2 年内上升最快。三酰甘油低密度脂蛋白升高,而高密度脂肪蛋白会有所降低。

（3）骨质疏松。进入绝经期后,体内骨钙流失会加速,导致骨强度减弱,骨折的发生率成倍增加。统计数据表明,妇女脊椎和前臂骨折发生率为男子的 6 ~ 10 倍。骨代谢负平衡,平均每日丢失 50 毫克钙,常有腰腿痛、背痛,身高减低等,稍有用力即骨折,并且部位多为股骨、颈骨。

（4）更年期功能性子宫出血。无器质性疾病发生子宫出血,50% 以上病例发生在更年期,出血可少量淋漓不尽。也可大量出血。

（5）新陈代谢障碍。如肥胖，关节痛，肌内痛，尤其是肩，颈，腰，骶骼等关节处。

（6）精神神经症状。如失眠，焦虑，神经过敏，易激动，抑郁，记忆力减退等。

更年期女性怎样调整自己的饮食

由于更年期妇女内分泌发生变化，使摄食中枢系统失调，又因为活动量减少，体内消耗热能也随之减少，造成热量过多而诱发肥胖，因而更年期妇女特别容易发福，所以，一定要减少摄取高脂肪食物和糖类，少吃肉类，适当控制脂肪摄入量，特别是少吃肥肉等富含饱和脂肪酸和胆固醇的食物，多吃各种鱼类和植物油。

女性进入更年期以后，还要注意按时按量用餐；注意均衡营养，不要偏食，一日三餐要做到粗细食搭配，以保证蛋白质、维生素和无机盐的摄入量，并适当摄入一些乳类、蛋类、大豆制品、新鲜蔬菜、水果及鱼类、海菜等；要避免每次吃得过饱；糖类和动物脂肪多了会使身体过胖，加重心脏负担并发生动脉硬化。此外，要养成每日饮用1~2大杯牛奶的习惯，对防止更年期后的骨质疏松症很有益处。针对更年期妇女体内雌性激素水平下降，容易发生骨质疏松，所以要经常食用含高钙的食品，最宜多吃豆类制品。

更年期女性饮食结构调整的原则是什么

按时定量用餐，不可暴饮暴食，做到粗细有别、干稀搭配、荤素适宜、色香味兼备、花色品种交替。饮食科学可以减轻一点更年期反应,如果饮食不当则可能加重更年期症状。人体的运转依靠6种基本营养素的维持,即蛋白质、脂肪、糖类、维生素、无机盐和水,缺少任何一种都要发生问题。

防止恶性肿瘤发生要多吃或少食哪类食物

更年期妇女为减少恶性肿瘤的发病,要多吃蔬菜、水果、多饮水,摄取足够的含 B 族维生素的食物,如玉米、白面、菠菜、大蒜和苹果、菠萝等,以起到降脂作用。少喝咖啡、酒和浓茶,少吃甜食,每天盐的食用量最好不多于 10 克。

为什么更年期女性要注意补肾阴养心

由于更年期妇女常见的病可分为肾阳虚、肾阴虚、肝气郁结 3 种,主要症状有怕冷、腰酸、头晕、耳鸣、血压高、乳房胀痛、烦躁易怒等,饮食应以补肾为本,特别是补肾阴;同时,更年期妇女容易发生心烦、潮热等植物神经系统不稳定症状,饮食中应注意健脾、养心,多吃枸杞子、莲子粥、大枣、金针菇、黑木耳等食品,忌吃刺激和辣的食品。

患老年更年期综合征女性为何应处理好家庭和社会的关系

有些老年女性一旦患更年期综合征,极易情绪激动,容易与家人发生矛盾。这就要求家人相互体谅,遇事要冷静,不要为一点小事或一句不顺耳的话,就大动肝火。家庭和睦是全家人的幸福,也是预防本病的重要因素。女性不但要适应家庭,更要适应社会,对当今社会上的一些现象要有一个正确认识,不理解的要多与他人交流看法,不要闷在心里,自寻烦恼。要以乐观态度对待生活、对待社会,这对预防更年期抑郁症十分有利。

老年女性更年期综合征的检查

中年女性怎样预测自己的更年期

大多数女性更年期的症状都是比较明显的，所以女性可根据症状或依据指标，来预测或判断自己是否已经进入更年期，以便提前采取措施，避免出现更年期综合征。

（1）通过家族遗传进行预测。由于进入更年期的年龄与遗传因素有一定关系，所以，祖母、母亲、同胞姐姐出现更年期的年龄可以作为孙女、女儿、妹妹进入更年期年龄的预测指标。但此指标并不是绝对的，易受后天生活条件、环境、气候、社会因素、药物、疾病等因素的影响，使更年期提前或推迟。

（2）通过初潮年龄预测更年期年龄。月经初潮年龄往往与更年期年龄呈负比：即初潮年龄愈早，更年期（绝经）年龄就愈晚；相反，初潮年龄愈晚，更年期年龄则愈早。

（3）看月经紊乱现象。月经紊乱为终绝经前的月经表现形式。月经改变的表现大致分为以下 3 种类型：

① 月经间隔时间长，行经时间短，经量减少，然后慢慢停经。

② 月经不规则，有人行经时间长，经量多，甚至表现为阴道大出血，也有人表现为淋漓不断，然后逐渐减少直至停经。

③ 突然停经。绝经是进入更年期的重要指标之一。

女性进入更年期常有哪些先兆

妇女进入更年期之前一般都有某些症状。如感到胸部、颈部及脸部突然有一阵热浪向上涌并有扩展的感觉，同时上述部位的皮肤发红，并往往伴有出汗。其次，平时月经较准，经前也无特殊不适，而突然在某次月经前，发生乳房胀痛、情绪不稳定、失眠多梦、头痛、腹胀、肢体水肿等经前期紧张综合征；另外还伴有烦躁、焦虑、多疑等精神方面的改变，就是步入更年期的先兆。

更年期综合征女性需要做哪些检查

患更年期综合征女性患者通常须做以下检查：

1. 查病史

询问患者月经史、婚育史、绝经年龄、卵巢和子宫切除时间。有无绝经后流血既往史和家族史（心血管疾病、糖尿病、肿瘤）及诊疗史（激素和药物）。

2. 查体（全身查体）

检查有无心血管、肝肾疾病、肥胖、水肿、营养不良疾病；精神—神经系统功能状态。妇科查体应做常规宫颈细胞学检查，并注意有无性器官炎症、肿瘤。

（1）有绝经后流血者，应作分段诊刮和内膜病检。

（2）细胞学异常者，应作宫颈多点活检和颈管搔刮。

（3）卵巢增大者，应注意排除肿瘤。

（4）乳房常规检查。

3. 特殊检查（有指征时实行）

（1）激素测定：包括 HPO 轴、肾上腺轴、甲状腺轴、胰腺功能的激素测定。

老年常见病的治疗与调养

（2）血化学：包括血钙、磷、血糖、血脂、BUN、肝肾功能。尿糖、尿蛋白。Ca^{++}/C，羟脯氨酸/C 比值。

（3）影像学检查：重点是确诊骨质疏松症。包括骨密度、骨皮质厚度单/多束光吸收测量、中子活性测定、CT 和 MRI 检查。

老年女性更年期综合征的治疗

老年常见病的治疗与调养

治疗老年女性更年期综合征用雌激素好处是什么

由于更年期综合征是因为妇女卵巢功能减退或丧失引起的，所以通过补充性激素，就可"恢复"卵巢的功能，从而缓解更年期的各种症状。这种疗法叫激素替代疗法（HRT）。在临床研究也证明了这种疗法的效果。

欧美国家早在 20 世纪 60 年代末期就开始应用激素替代疗法，而且开发出各种剂型的产品，在临床应用中取得了非常好的疗效。我国自 80 年代末期开始研究激素替代疗法，并已有相关的产品出现，如单纯雌激素——尼尔雌醇。激素替代疗法是目前治疗更年期综合征的理想方法。但是，有子宫肌瘤者，不可使用雌激素替代疗法。因为患有子宫肌瘤使用雌激素，极有可能促成癌变。

治疗更年期综合征雌激素药物有哪些

雌激素补充疗法是对女性更年期综合征治疗的常用方法，给药时可采用口服、肌内注射、阴道栓剂、皮肤贴剂等，常用药物主要有国产和进口两种：

1. 国产药物

国产药主要有维尼安，开始用量每月 4 毫克或 5 毫克，或每两周服 1 次，每次 2 毫克。以后，根据妇女的健康状况，或减少至每 2 周 1 毫克，或维持不变。也有人主张在服药 3～6 个月后，口服安宫黄体酮（孕激素），每日 8～10 毫克，共 10～12 天。

2. 进口药物

进口药主要有：

（1）替勃龙（利维爱），使用剂量因人而异，2.5 毫克每日 1 次或隔日 1 次，或剂量减半；

（2）倍美力，每日 0.625 毫克，连服 20～25 天，最后的 10～14 天加服安宫黄体酮，每日 2 毫克。此外，还有乙炔雌二醇、戊酸雌二醇等。需要提醒注意的是：在使用激素类药物进行治疗时，需注意应用范围，在使用前一定要仔细了解是否有禁忌证，以免产生不良反应。

治疗更年期综合征非激素药物有哪些

根据患者的情况，合理选用一些非激素类药物，也可以缓解各种身心不适的症状，常用药物主要有以下几种：

（1）可乐定：0.1～0.2 毫克，1 日 2 次，可使潮热降低 30%～40%。

（2）甲基多巴：250 毫克，1 日 2 次，可使潮热降低 20%，作用机制同可乐定相同，有胃肠道不良反应，如恶心及呕吐。

（3）镇静剂：主要用于改善患者的失眠以及精神心理症状，一般于睡前服药，常用药物有氯氮䓬（利眠宁）、地西泮（安定）、艾司唑仑（舒乐安定）、苯巴比安（鲁米那）等。

（4）佳蓉片：由纯中药制成的片剂，临床上用于更年期综合征治疗疗效显著。并且，优点是佳蓉片没有毒性和不良反应。

老年女性更年期综合征患者为什么不可拒绝性生活

老年女性更年期综合征患者，因生理变化原因，多数对性生活早已失去兴趣，甚至把性生活看做是非常痛苦的事，但是也绝不能"禁欲"。男性精液中含有激素，有利于病患。西方医学家认为，更年期妇女能得到男性的精液，对治疗妇女更年期综合征有特别的疗效，而且这一方法，在发达国家应用得很普遍。